U0551870

別怕荷爾蒙
妳抗衰防病的關鍵

全面解析　更年期症狀　心血管健康　失智症
　　　　　骨質疏鬆　心理健康　乳癌迷思

吳佳鴻——著

目次 Contents

推薦序

揭開荷爾蒙謎團：
真相終勝出，開啟健康樂齡新篇章
│ Dr. Neal Rouzier　　　　　　　　　　　　　*006*

補充荷爾蒙享健康，人生從此更璀璨
│ 王馨世醫師　　　　　　　　　　　　　　　*012*

抗老有解，荷爾蒙療法助妳抗衰逆齡
│ 李兆麟醫師　　　　　　　　　　　　　　　*014*

妳的荷爾蒙有解，健康防病不再怕
│ 徐明義教授　　　　　　　　　　　　　　　*015*

荷爾蒙護體，男女性的金鐘罩
│ 唐雲華醫師　　　　　　　　　　　　　　　*016*

更年期婦女注意！
荷爾蒙管理關鍵檢查，妳關心了嗎？
│ 張宇琪醫師　　　　　　　　　　　　　　　*018*

不怕更年期，迎來新契機
│ 蔡景州醫師　　　　　　　　　　　　　　　*020*

荷爾蒙誤解須釐清，健康要掌握
│ 盧瑞華醫師　　　　　　　　　　　　　　　*022*

第一部分　基礎解析
解開女性生命中的荷爾蒙密碼

第 1 章	面對更年期： 哪些症狀悄然而至	*027*
第 2 章	更年期與停經： 如何化挑戰為機遇	*049*
第 3 章	荷爾蒙與乳癌： 震撼全球的荷爾蒙研究報告	*059*

第二部分　迷思破解
揭示荷爾蒙研究的真相

第 4 章	WHI 荷爾蒙研究迷思： 哪些真相被誤解	*075*
第 5 章	WHI 研究長期追蹤： 結果比妳想的更驚人	*089*
第 6 章	荷爾蒙補充療法： 天然與非天然的較量誰勝出	*103*
第 7 章	WHI 研究的荷爾蒙恐慌： 風險真的那麼大嗎	*129*

目次 Contents

第 8 章	荷爾蒙療法的好處： 為什麼這些被忽略了	*149*
第 9 章	解讀 WHI 研究： 如何在荷爾蒙療法中找到平衡	*157*

第三部分 生活策略
打造防護網，避免健康風險

第 10 章	安潔莉娜・裘莉的乳癌風險： 她的故事告訴我們什麼	*167*
第 11 章	戰勝乳癌： SAFE Life 策略的實戰操作	*177*
第 12 章	荷爾蒙研究的多面向： WHI 研究之外的發現	*201*

第四部分 荷爾蒙的力量
解鎖健康長壽的祕密

第 13 章	對抗更年期體重失控： 揭開荷爾蒙與代謝之間的複雜關係	*219*
第 14 章	糖尿病不可怕： 正確應對更年期才是關鍵	*233*

第 15 章　女性健康的隱形威脅：
　　　　　不可忽視的心血管疾病　　　　　　*243*

第 16 章　骨質疏鬆不容輕忽：
　　　　　臺灣骨折率為何居高不下　　　　　*255*

第 17 章　憂鬱症高居榜首：
　　　　　更年期荷爾蒙調節能解憂　　　　　*263*

第 18 章　COVID-19 與免疫力：
　　　　　荷爾蒙在免疫調節的關鍵角色　　　*273*

第 19 章　失智症不是命運的必然：
　　　　　如何提早預防保護晚年　　　　　　*285*

第 20 章　更年期保健：
　　　　　提升生活品質的關鍵階段　　　　　*299*

第五部分　結語
開啟荷爾蒙補充療法與健康的新篇章

第 21 章　是時候迎來改變
　　　　　Time to Change　　　　　　　　　*313*

參考資料　　　　　　　　　　　　　　　　　*322*

/ 推薦序 /

揭開荷爾蒙謎團：
真相終勝出，開啟健康樂齡新篇章

　　荷爾蒙對於促進健康、預防疾病以及維持生活品質至關重要。然而，傳統的醫學教育卻在荷爾蒙相關知識上嚴重不足，尤其是在女性更年期健康照護這一領域，缺乏全面完整而正確的資訊。

　　當女性進入中年後，荷爾蒙開始減少，這會帶來各種身體和心理的不適，讓人備感痛苦。更糟的是，還會增加未來罹患許多慢性疾病的風險，比如心血管疾病、認知能力退化和骨質流失等等。數十年的醫學研究證實，荷爾蒙補充療法（Hormone Replacement Therapy，簡稱 HRT）是最直接、最有效的方法。然而，因為過去一些研究的缺陷，尤其是美國的「女性健康促進計畫」（Women's Health Initiative，簡稱 WHI），使得大多數女性對荷爾蒙產生了恐懼，甚至不願或無法使用荷爾蒙，從而影響了她們的生活品質和長期健康。

Unveiling Hormones:
Truth Prevails. A New Path to Healthy Aging

Hormones are essential for promoting health, preventing diseases, and maintaining quality of life. However, conventional medical education significantly lacks comprehensive and accurate information about hormones, particularly concerning women's menopausal health care.

As women enter middle age, declining hormone levels lead to various physical and mental symptoms, causing significant suffering. Additionally, this increases the risk of many chronic diseases in the future, including cardiovascular diseases, cognitive decline, and bone loss, among others. Decades of medical research have confirmed that hormone replacement therapy is the most straightforward and effective method. However, due to flaws of the past studies, particularly the U.S. WHI study, most women worldwide have become afraid, unwilling, or unable to use hormones, casting a shadow over their quality of life and long-term health.

多年來與 Henry 的互動交流，讓我對他有了深刻的認識。他是一位優秀的醫學專業人士，致力於縮短教育上的鴻溝。他對學習的熱忱和主動探索複雜醫學問題的態度，讓他在眾人中脫穎而出。他對課程內容的深入理解和表達能力極為出色。他提出的問題往往展現出與眾不同的深度與洞見。從我們的對話和他所表現出的能力，我可以很肯定地說，Henry 對生物等同性荷爾蒙補充療法（Bioidentical hormone replacement therapy，簡稱 BHRT）概念的掌握、對醫學文獻的理解，以及綜合應用這些知識的能力，毫無疑問在過去 15 年來我培訓的超過千位華人醫生中，是最優秀的。

荷爾蒙領域的知識充滿了許多專業細節，對一般人來說很難理解，甚至連醫學專業人士都未必完全掌握。所以，當 Henry 告訴我他寫了一本給一般大眾看的書時，我既驚喜又佩服。把這些如此專業的內容整理並轉化成一般人能夠理解的形式，一定花了他無數的心血和時間！作為一位擁有近 30 年教學經驗的人，我深知要寫出這樣一本書是多麼大的挑戰！

以實證醫療（Evidence-Based Practice，簡稱 EBP）為基礎的健康照護方式，是醫療界的根基，也是我教學

From my interactions with Henry over the years, I want to share my understanding of him. Henry exemplifies a medical professional who is bridging the educational gap. His dedication to learning and proactive approach to understanding complex medical issues make him stand out. He is exceptional at understanding and verbalizing course material. His questions often display a depth of insight that others lack. From our conversations and his expressions, I can confidently say that his abilities, grasp of BHRT concepts, and understanding of medical literature are undoubtedly #1 out of more than 1,000 Chinese doctors I have trained over the last 15 years.

The field of hormone knowledge is filled with professional nuances that are difficult for the general public to understand, and even medical professionals may not fully grasp all the concepts. So, when Henry told me he wrote a book for the general public, I was both happy and impressed. It must have taken an unimaginable amount of effort and time to compile and organize this professional content into something the general public can understand. With nearly thirty years of teaching experience, I understand just how challenging it is to write a book like this!

Evidence-based practice is the cornerstone of healthcare and has always been the foundation of my teaching. In

時最重視的核心價值。在這本書中，Henry 整理了大量文獻，深入剖析「女性健康促進計畫」（WHI）研究的背景和真相，歸納出關鍵重點，告訴我們如何正確解讀，並分析了許多其他與荷爾蒙相關的研究。「女性健康促進計畫」（WHI）研究可以說是至今對女性荷爾蒙療法影響最深遠的一項研究，但它的負面影響範圍極廣，且後續的專業評析中常常未能充分探討其缺陷。全面整合這些資訊實屬不易，但 Henry 成功地將各種分析的要點有條理地呈現出來，幫助讀者能夠真正掌握「女性健康促進計畫」（WHI）荷爾蒙研究的核心精髓。

這正是為什麼我特別為 Henry 的書寫序。在這個重要但經常被忽視的女性更年期與荷爾蒙領域，我衷心祝賀他完成了這項艱鉅而意義重大的挑戰！這本書不僅對一般讀者大有幫助，還為專業人士提供了非常珍貴的見解。對於那些需要支持與實證來驗證生物等同性荷爾蒙補充療法（BHRT）益處的人而言，這是一本不可或缺的重要資源。

Neal Rouzier, M.D.

尼爾・魯齊爾（Neal Rouzier）醫師
生物等同性荷爾蒙補充療法（BHRT）教育領域的先驅者與世界級權威，
榮獲「終身成就獎」及「艾倫・P・敏茲（Alan P. Mintz）醫師獎」，
著有《天然荷爾蒙補充療法──如何實現男性與女性的健康老化》
（本書尚無繁體中文譯本，此為書名的直譯）。

this book, Henry compiles extensive literature, explains the background and truth of the WHI study, identifies key points, demonstrates how we should correctly interpret it, and analyzes many other hormone-related studies. The WHI is arguably the most influential study on women's hormone therapy to date, with a negative impact that is far-reaching and often inadequately addressed in subsequent professional reviews. Comprehensive integration of this information is rare, but Henry has successfully organized the key points of various analyses, enabling readers to fully grasp the essence of the WHI study.

  This is why I felt compelled to write a foreword for Henry. In the important yet often neglected field of women's menopause and hormones, I sincerely congratulate him on completing this challenging task! This book not only benefits the general public but also offers valuable insights for professionals. It serves as a resource for all of us who need support and validation of the benefits of Bioidentical Hormone Replacement Therapy (BHRT).

Neal Rouzier, M.D.

Neal Rouzier, MD
Pioneer and world-renowned #1 BHRT educator.
Recipient of Lifetime Achievement Award and Alan P. Mintz, MD Award.
Author of "Natural Hormone Replacement for Men and Women–How to Achieve Healthy Aging"

/ 推薦序 /

補充荷爾蒙享健康，
人生從此更璀璨

王馨世醫師

桃園宏其生基診所（生殖醫學暨試管嬰兒中心）
英國倫敦大學聖巴茲醫學院生殖生理學博士（Ph.D.）
前長庚大學臨床醫學研究所所長暨教授
前林口長庚醫院婦產部生殖醫學科教授暨主治醫師

　　我們的身體裡，荷爾蒙是一種奇妙的物質，雖然在血液中僅存在微量，卻對器官組織的功能產生巨大而廣泛的影響。

　　其中最奇妙的莫過於性荷爾蒙，由女性的卵巢與男性的睾丸製造。它的最基本功能在於生殖與繁衍後代，但這些荷爾蒙的作用遠不僅止於此，還能影響身體多個器官與組織的機能。當性荷爾蒙的製造減少或不足時，往往會引發多種不適症狀。

　　荷爾蒙能對器官組織發揮作用，需透過荷爾蒙受體的存在來啟動生理反應。對女性而言，卵巢所製造的荷爾蒙

堪稱天然的荷爾蒙，而化學合成的荷爾蒙製劑雖然能用於治療，但長期使用可能引發副作用，甚至增加癌細胞生成的風險。此外，日常用品與食物添加物中常含有的環境荷爾蒙，也會透過荷爾蒙受體對細胞產生不正常的刺激，成為多種癌症的主要元凶之一。

在本書中，吳佳鴻醫師綜合多項醫學研究，深入淺出地解釋荷爾蒙的作用機制，以及當荷爾蒙不足時，如何透過正確的方式補充，以改善不適症狀，並減少癌症風險。更重要的是，這些知識能幫助停經後婦女恢復健康、自信，提升生活品質，享受愉快且充實的人生。

停經後的女性，不再需要忍受身體與心理上的不適，也無需擔憂荷爾蒙補充會增加癌症風險。透過科學而正確的方法，能夠實現健康、自信、快樂的生活，圓滿度過女性的一生！

這是一本值得所有女性朋友一讀再讀的佳作！

/ 推薦序 /

抗老有解，
荷爾蒙療法助妳抗衰逆齡

李兆麟醫師

台灣抗衰老再生醫學會理事長

    荷爾蒙的應用在傳統醫學已有百年歷史，而在抗衰老功能醫學領域也已發展數十年。

    在主流醫學中，荷爾蒙的應用主要用於治療疾病，而在抗衰老功能醫學中，則著重於生理功能的優化，例如改善老化現象、緩解壓力疲勞、提升睡眠品質、促進代謝平衡、穩定情緒以及增強體力與肌力……。吳佳鴻醫師多年來專注於荷爾蒙療法，多次遠赴海外向國際荷爾蒙大師取經，其專業成就令人欽佩。

    本人懷著敬佩與期待之心，誠摯推薦這本即將出版的新書。相信讀者將從中獲得豐富知識與解惑之道。

/ 推薦序 /

妳的荷爾蒙有解，健康防病不再怕

徐明義教授

華育生殖醫學暨婦產科院長

女性荷爾蒙在更年期與停經婦女的相關臨床困擾與問題，一直被嚴重忽略與曲解！吳醫師的《別怕荷爾蒙，妳抗衰防病的關鍵》詳細說明了婦女荷爾蒙的影響，更矯正了許多相關的錯誤訊息。相信細讀此書後，必能對婦女身心健康帶來極大的幫助。我誠摯推薦女性讀者閱讀！

/ 推薦序 /

荷爾蒙護體，男女性的金鐘罩

唐雲華醫師

　　台灣生物等同性荷爾蒙學會（BHAT）創會理事長
　　西園醫療體系永越健康管理中心主治醫師

　　荷爾蒙，是健康逆齡不可或缺的重要因子，更是男女的金鐘罩！只可惜，這頂金鐘罩僅有約50年的保固，一旦過保，老化與各種困擾便接踵而至。

　　我何其幸運，在鑽研抗老醫學的道路上，有幸師從生物等同性荷爾蒙療法（BHRT）大師尼爾・魯齊爾（Neal Rouzier），深入理解荷爾蒙的正確選擇與使用方式。不僅無可怕的副作用，還能延長金鐘罩的保固，顯著提升熟男熟女的生命質量！

　　而溫文儒雅的佳鴻，更是同門子弟中最出色的一位！他不僅是台灣首位取得美國 WorldLink Medical 進階生物等同性荷爾蒙療法（ABHRT）認證的醫師，更是我共同創立台灣生物等同性荷爾蒙學會（BHAT）的戰友。

我衷心佩服並祝賀佳鴻再創新紀錄──推出台灣第一本實證醫學版的生物等同性荷爾蒙療法鉅作！期待這本書能讓更多人理解荷爾蒙的重要性與正確性，打破長久以來的迷思！

/ 推薦序 /

更年期婦女注意！荷爾蒙管理關鍵檢查，妳關心了嗎？

張宇琪醫師

> 台灣生物等同性荷爾蒙學會（BHAT）理事
> 國際更年期醫學會會員
> 台灣婦產科學會會員
> 中華亞太婦科美容學會常務監事
> 台灣婦產科身心醫學會理事
> 台北市立萬芳醫院婦產科主治醫師

　　更年期不應該是女性健康的終點，而是迎向新階段的契機！吳佳鴻醫師在《別怕荷爾蒙，妳抗衰防病的關鍵》一書中，以專業的醫學背景與國際實證研究，為台灣女性帶來福音，帶來觀念上的重大革新。本書不僅釐清關於荷爾蒙的長期迷思與疑惑，並進一步破解各種誤解，更融入我們的恩師——來自美國、世界級權威尼爾・魯齊爾（Neal Rouzier）醫師的實證醫學與生物等同性荷爾蒙應用，讓婦女更能真正理解荷爾蒙對更年期生殖泌尿症候群、心血管健康、骨質疏鬆、新陳代謝症候群、失智症乃

至癌症預防的關鍵影響。

　　健康並非只是「不生病」，而是身、心、靈、性的全面平衡。本書透過豐富的臨床經驗與國際前沿研究，為女性提供一套安全、有效的健康策略，幫助她們在人生下半場成為勝利組，逆轉基齡、抗衰防病。內容深入淺出，既有專業醫學證據，也提供具體可行的方法，讓每位女性都能掌握自己的健康，與專科醫師共享決策！

　　在此誠摯推薦本書給所有女性，以及疼愛與體諒另一半的你！

/ 推薦序 /
不怕更年期，迎來新契機

蔡景州醫師

台灣更年期醫學會理事長

當吳佳鴻醫師邀請我為《別怕荷爾蒙，妳抗衰防病的關鍵》作序時，我深感榮幸，也期待這本書能幫助更多女性獲得正確的健康知識。更年期是女性生命的重要轉折，然而社會對此階段仍存許多誤解，尤其對荷爾蒙治療的安全性存有疑慮，導致許多女性錯失改善生活品質的機會。

在臨床與研究中，我們不斷看到女性因擔憂荷爾蒙治療風險而拒絕治療，導致健康問題累積，包括骨質疏鬆、憂鬱症、新陳代謝症候群，甚至因過度擔憂乳癌風險，而錯過有效的健康管理方式。吳醫師透過本書，以醫學證據釐清更年期變化與荷爾蒙治療的真相，幫助女性做出正確的健康決策。

骨質疏鬆是更年期後最常見的健康風險之一。隨著雌激素減少，骨密度流失加速，增加骨折風險。許多女性

直到發生髖部或脊椎骨折後才意識到嚴重性，卻往往已錯過最佳預防時機。透過適當的荷爾蒙補充、均衡飲食與運動，可有效維持骨質密度，降低骨折風險，確保熟齡階段依然靈活行動。

乳癌風險則是許多女性對荷爾蒙治療卻步的主要原因。然而，近年研究顯示，荷爾蒙治療的乳癌風險並不如過去誤傳的嚴重，反而肥胖、飲酒、運動不足等因素影響更大。透過正確的醫學知識與專業評估，女性可做出更理性的選擇，而非因誤解而放棄可能提升生活品質的治療方式。

本書的價值在於，吳醫師以紮實的醫學知識，深入淺出地解析更年期與荷爾蒙治療，提供科學、全面的健康指引，幫助女性自在迎接熟齡人生。

更年期不是健康的終點，而是嶄新旅程的開始。我誠摯推薦這本書，願它幫助每位女性在更年期與未來歲月中，擁有更健康、自在與幸福的生活。

/ 推薦序 /
荷爾蒙誤解須釐清，健康要掌握

盧瑞華醫師

乳房外科專科
北市聯醫中興院區外科部主任
台灣生物等同性荷爾蒙學會（BHAT）理事

　　吳佳鴻醫師是一位專業的家庭醫學專科醫師，對功能性抗衰老醫學及生物等同性荷爾蒙治療有深入研究。我與吳醫師結緣於尼爾・魯齊爾（Neal Rouzier）醫師開辦的國際課程中，當時他以流利的英文，精準點出課堂中的關鍵問題，甚至提出連其他外國醫師都未能察覺的重點，讓尼爾・魯齊爾醫師讚譽有加。

　　拜讀吳醫師所著的《別怕荷爾蒙，妳抗衰防病的關鍵》，對於 WHI 研究引發的荷爾蒙治療污名化，尤其是乳癌風險的誤解，書中有詳盡的釐清與分析。事實上，乳癌風險的差異主要來自於不同類型的黃體素，而非荷爾蒙治療本身的問題。長久以來，這些誤解讓大眾忽略了荷爾蒙治療對身心健康的諸多益處。

吳醫師憑藉其深厚的實證能力，旁徵博引，做出公允的剖析與評判。他的健康觀完全符合世界衛生組織（WHO）對於生活品質「安適」（Well-being）的定義，即「健康」（Healthy）與「快樂」（Happy）兼具，才是真正的健康追求。他更鼓勵大眾主動了解自身健康狀況，成為自己健康的主導者，讓荷爾蒙治療回歸科學本質，擺脫污名。

這本書不僅是專業醫學知識的傳遞，更是對健康自主權的倡導，值得所有關心自身健康的人深入閱讀。

第一部分

基礎解析

解開女性生命中的荷爾蒙密碼

第 1 章

面對更年期
哪些症狀悄然而至

The good physician treats the disease;
the great physician treats the patient who has the disease.

優秀的醫師治療疾病；
偉大的醫師治療患有疾病的病人。

──威廉・奧斯勒爵士（Sir William Osler），
加拿大醫師，現代醫學之父

停經後的另一半人生，健康不能忽視

一般女性的停經年齡多介於 45 至 55 歲之間，平均年齡約為 51 歲。在進入停經之前，她們首先會經歷更年期。這一階段通常從 40 歲開始，此時，女性體內兩大重要性荷爾蒙雌二醇（Estradiol，簡稱 E2，是女性體內最重要的雌激素）和黃體酮（Progesterone，簡稱 P4），會逐漸減少。荷爾蒙衰退可能會引起許多生理及心理上的症狀，我們稱之為「更年期症狀」。

每位女性經歷的更年期症狀各不相同，有些人症狀早出現、有些晚出現；有的症狀多，有的少；有的嚴重，有的輕微。研究顯示，多達 80% 的中年女性會受到更年期症狀的困擾，這些症狀可能持續至停經，長達 10 年以上，在停經後還會持續數年，嚴重影響生活品質。而肥胖或吸菸的女性可能經歷更嚴重的更年期症狀。更年期和停經對女性而言，是生理、心理、生活和人生的重大轉折點。

隨著人類平均壽命的延長，根據內政部的統計，2021 年臺灣國民的平均壽命達到 80.86 歲，女性平均壽命為 84.25 歲，接近 85 歲。若一位女性 50 歲停經，活到平均

壽命 85 歲,將有近 35 年的時間處於無性荷爾蒙的狀態;若加上更年期的時間,更年期和停經幾乎占據了女性近半生的時間!

隨著醫療科技的進步,人類平均壽命的延長是可預見的。問題不在於生命能延長多久,而在於這段時間的健康狀態和生活品質。大家都希望在老年時能保持健康的肌肉骨骼、心血管功能和腦力認知,擁有行動力和自理能力,過著有品質的生活,而非失能、慢性病纏身、行動不便,生活起居需依賴他人。

既然女性將近一半的人生在更年期和停經中度過,即處於荷爾蒙減少或缺失的狀態,我們應該瞭解,失去這些重要性荷爾蒙對健康和生活的短期或長期影響。女性應如何有效減少這些負面影響,使自己的中年後生活健康、自信且有品質。

•• 熱潮紅不是唯一困擾,關節疼痛更常見

熱潮紅與盜汗是許多女性熟悉的更年期症狀。但不僅如此,更年期還可能伴隨睡眠障礙、情緒波動、憂鬱、皮膚乾燥、泌尿道問題,如頻尿和發炎,陰道乾澀,以及性

交時的疼痛等症狀。不同地區、種族、文化背景及個人生活條件下的女性，體驗到的更年期症狀也可能有所差異，這在東西方女性間尤其明顯。

美國一項多中心研究發現，在 40 至 55 歲的女性中，最常見的更年期症狀並非熱潮紅占 27.5%，而是關節僵硬，占 54.3%。另外，超過一半的女性遭遇情緒壓力問題，占 51.9%。這一發現值得關注，因為邁入更年期的女性不僅面臨生理上的轉變，心理上也承受巨大壓力。對於同時需要兼顧家庭與職場的女性來說，面對來自多方的壓力尤其沉重。如果沒有適當的介入措施和改善方法，她們的生活品質將受到嚴重影響，身心健康也可能岌岌可危。

日本的一項研究顯示，在 50 歲的女性中，75.4% 遭遇關節不適，64.7% 感到疲勞無力，而熱潮紅的比例為 36.9%。芬蘭的一項研究則指出，在 42 至 46 歲的女性中，有高達 64% 的人曾經歷過更年期症狀，包括盜汗、熱潮紅、陰道乾澀疼痛、反覆泌尿道感染、尿失禁、睡眠障礙、憂鬱、情緒波動、頭暈、心悸、性慾減退、以及性交疼痛等。

一項針對亞洲 9 個國家不同種族女性進行的研究揭示，印尼女性只有 5% 經歷熱潮紅症狀，而高達 93% 的

女性有身體或關節疼痛的症狀。

整體而言，身體和關節的疼痛及痠痛是亞洲女性最常見的更年期症狀，罹患比例非常高，從韓國的 76% 到越南的 96% 不等，這一發現遠超我們的想像。

••• 臺灣女性更年期症狀大調查，妳中了幾項

臺灣女性的更年期症狀以身體或關節疼痛 82.7%、失眠或睡眠障礙 66.7%、記憶力衰退 66.7% 為主，其他包括心悸、專注力下降、熱潮紅等，多達 18 種症狀（表 1）。當然，更年期可能伴隨更多症狀，如頭暈、疲勞無力、顫抖、腦霧、情緒起伏等，因此有其他不同症狀也不用感到意外。

從這項研究中，我們得到重要的啟示：絕不能僅將盜汗和熱潮紅視為更年期的唯一跡象。事實上，關節疼痛是亞洲女性在更年期最常見的症狀，而失眠和睡眠障礙則是許多中年女性面臨的主要挑戰。這些症狀對她們的日常生活帶來了深遠的影響。

在臨床門診中，常見 40、50 歲的女性患者抱怨手指關節僵硬、腫脹和疼痛，或是身體的其他部分時常感到不

| 表1 | 臺灣女性更年期症狀調查，症狀多樣，涵蓋身心各方面 |

症狀描述	罹患比例
身體或關節疼痛	82.7%
失眠或睡眠障礙	66.7%
記憶力衰退	66.7%
心悸	50.6%
專注力變差	49.4%
熱潮紅	45.7%
情緒起伏	43.2%
不安感	40.7%
膚質改變	40.7%
緊張焦慮	40.7%
髮質改變	38.3%
脹氣	37%
陰道乾澀	35.8%
陰道搔癢	33.3%
急尿或小便疼痛	32.1%
夜間盜汗	28.4%
對親密行為失去興趣	28.4%
性交疼痛	18.5%

適。而在風濕免疫科就診的檢查結果可能顯示一切正常，醫師可能根據患者的年齡，判斷這些症狀很可能是更年期的表現之一。此外，許多女性因為睡眠障礙導致的精神狀態不佳、情緒波動、專注力減弱和工作效率下降，而尋求醫療幫助，或者不得不依賴鎮靜助眠藥物。這些問題往往與更年期期間體內荷爾蒙濃度的變化密切相關。

研究進一步分析發現，採用荷爾蒙補充療法（Hormone Replacement Therapy，簡稱 HRT）的亞洲女性，其更年期的各種症狀均有明顯的改善，這不僅提高了她們的生活品質，也為我們提供了緩解更年期症狀的有效對策。

另一個常見的誤解是，許多女性認為只有當月經開始不規則時，更年期的症狀才會顯現。然而，即使在月經周期仍然規律的情況下，這些症狀也可能逐漸出現。隨著年齡的增長，這些困擾的症狀不僅可能持續存在，甚至可能逐漸加重，症狀的種類也可能增多，直到月經變得不規則，最終進入停經。對於一些女性來說，即使在 40 歲之前，這些症狀就已經開始影響她們的生活品質，且這種影響可能持續相當長的時間。

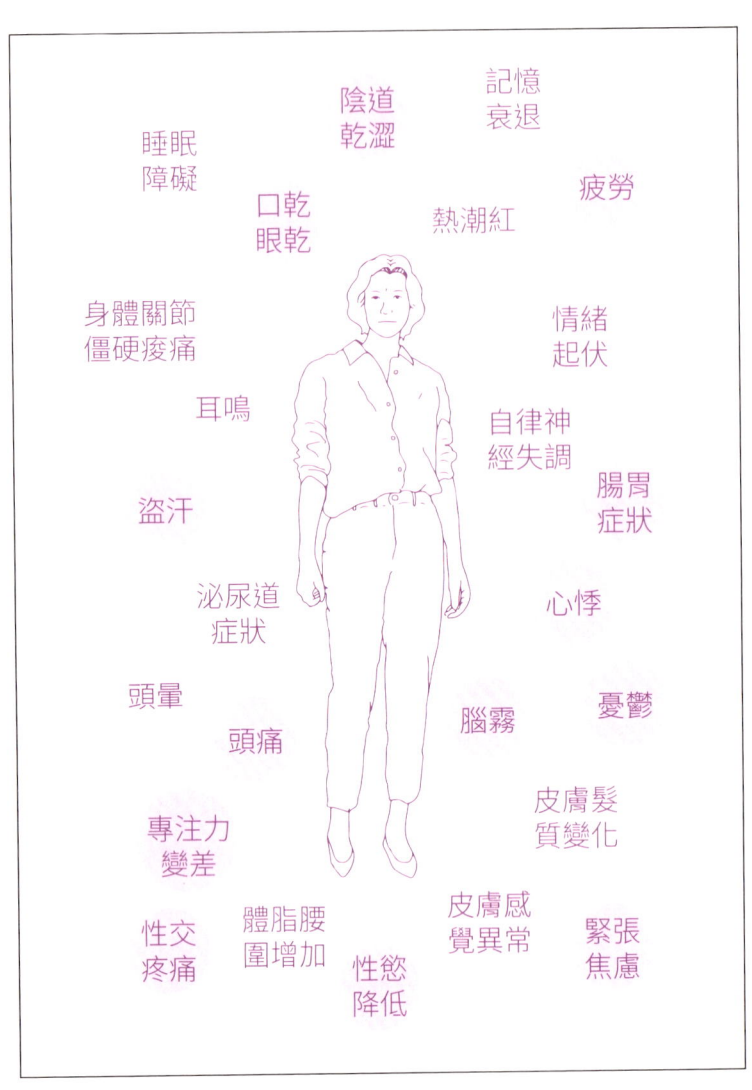

陰道乾澀　記憶衰退
睡眠障礙
口乾眼乾　熱潮紅　疲勞
身體關節僵硬痠痛　　情緒起伏
耳鳴
自律神經失調
盜汗　　　　　腸胃症狀
泌尿道症狀　　　心悸
頭暈
頭痛　　腦霧　憂鬱
皮膚髮質變化
專注力變差
性交疼痛　體脂腰圍增加　皮膚感覺異常　緊張焦慮
性慾降低

圖 1　常見更年期症狀（部分列舉），如同謎題般等待逐一破解。

▸▸▸ 陰道乾澀尷尬難言，頻尿疼痛困擾重重

值得一提的是，生殖泌尿道症狀是進入更年期或停經的女性常見的症狀之一。陰道粘膜需要雌激素的滋潤，當逐漸失去荷爾蒙，陰道會慢慢失去滋潤，逐漸變得乾澀、萎縮。

在一項多國家的研究報告中，顯示約 30% 年齡介於 40 至 44 歲之間的女性，出現陰道不再潤滑的症狀；到了 45 歲以上，這個比例達到約 40%；而接近停經年齡時，陰道乾澀症狀的比例更是高達 50%。當粘膜不再滋潤、變得乾澀、粘膜萎縮時，容易出現頻尿、泌尿道發炎、粘膜萎縮引起的不適、陰道乾澀、性交疼痛等症狀。

有些女性因頻尿，每隔數十分鐘就需上廁所，這嚴重影響了她們的社交生活。她們不敢參加聚會，擔心外出找不到廁所不便，甚至連看電影都成問題。因需頻繁上廁所，幾乎讓她們無法有正常的社交生活。

陰道乾澀常伴隨著性交疼痛，可能深深影響著伴侶間的生活品質及親密關係，成為許多女性難以啟齒的症狀之一。這些更年期產生的生殖泌尿道症狀，對生活造成嚴重的負面影響。

除了這些明顯的生理及心理症狀外，研究顯示，停經後，女性荷爾蒙的衰退，長期會增加慢性疾病的風險，如骨質疏鬆及骨折、心血管疾病、腦部認知功能退化等，威脅女性健康。

一般認為，女性在年輕時，由於荷爾蒙的保護，心血管較健康，心血管疾病風險及膽固醇數值也比同年齡男性低。

然而，進入更年期及停經後，隨著荷爾蒙保護作用的消失，罹患這些慢性疾病的風險隨之上升，可見荷爾蒙對女性整體健康及身心的影響是全面而廣泛。

因此，當妳步入中年 40 歲後開始感受到生理、心理的變化，生活品質不如以往，感覺不再是以前的自己，這不是妳的錯，無需自責或給自己過大壓力。應該意識到，更年期的症狀可能已悄悄來臨。

不要誤以為只有在月經開始不規則或停經時才會出現症狀，也不是只有 50 歲才需擔憂。尤其現代女性壓力大，加上不健康的飲食及生活型態、環境荷爾蒙、遺傳因素、慢性疾病與慢性發炎等影響，使得卵巢提早衰退或更年期提早來臨的案例越來越常見。

◆◆ 更年期挑戰多，荷爾蒙失衡是元凶

更年期與停經症狀多樣且複雜，除了前面提到的症狀之外，還有一些女性朋友們常經歷，卻不曉得原來與更年期相關的症狀，這些症狀不斷影響著她們的生活。在門診中，常聽到中年女性提及的症狀包括以下幾種：

研究：高達70%停經女性有自律神經失調

自律神經系統（Autonomic Nervous System，簡稱ANS）是維繫我們生命活動的關鍵系統，細膩地調節著內臟器官與神經內分泌系統的精確運作。包含呼吸、心跳、血液循環、血壓、體溫、排汗、腸胃消化、生殖、荷爾蒙分泌、睡眠和新陳代謝等。這個系統由交感神經和副交感神經組成，交感神經如同汽車的油門，負責加速；副交感神經則像是煞車，負責減緩。這兩者之間的平衡和協調對於保持我們的生命活動至關重要。

現代人繁忙的生活節奏和普遍不健康的生活方式很容易破壞這種平衡，導致交感和副交感神經系統失調，進而引發各種症狀，如頭暈、注意力不集中、記憶力衰退、心跳血壓不正常、胸悶、情緒波動、焦慮易怒、睡眠質量

差、消化問題、代謝異常和免疫系統疾病等,從頭到腳影響著我們的全身。中年女性在面對這些之前未曾經歷的症狀時,常會擔心自己的健康狀況,尋求各種醫療協助,但自律神經失調在常規的健康檢查中難以被診斷出來,這增加了她們的焦慮和擔憂。幸運的是,隨著網路資訊的普及,許多人開始意識到這些症狀可能源自於自律神經失調。

針對自然停經且相對健康的中年女性,亞洲學者進行的研究發現,有近 70% 的人存在自律神經失調的問題,而這與血脂異常(如三酸甘油脂或低密度脂蛋白膽固醇偏高)和代謝問題有著密切的關聯。進一步的文獻回顧指出,更年期和停經期女性因性荷爾蒙水平下降,會導致副交感神經活性減少和交感神經活性增加,進而造成自律神經失調,使得自律神經系統容易處於交感興奮狀態,心率變異性(Heart Rate Variability,簡稱 HRV)降低,從而增加了心血管疾病和失智症的風險。有學者認為,自律神經失調甚至可能是失智症的早期指標,因其容易引起神經性發炎和腦部組織退化。研究也顯示,心率變異性的降低與更年期女性常見的血管舒縮症狀有關,而保持較高的心率變異性和副交感神經活性,則是健康長壽的關鍵。

頭暈、眩暈？荷爾蒙補充療法，消除 90% 風險

眩暈是一種令人極為不適的症狀，當發作時，會讓人感到周圍環境彷彿在旋轉，這種感覺極其不舒服，甚至到了連站立都困難，更不用說走路，且常伴隨著噁心和嘔吐。經歷過眩暈的人都深知其帶來的苦楚，難以預期的症狀突然出現讓人措手不及，若是頻繁發作，將嚴重影響日常生活。那麼，眩暈與女性進入更年期是否有所關聯呢？答案是肯定的。

良性陣發性姿勢性眩暈（Benign Paroxysmal Positional Vertigo，簡稱 BPPV）是一種常見的眩暈類型，國內醫學中心的研究分析顯示，其發生率女性高於男性，年長者高於年輕人。人體平衡系統的關鍵結構──內耳，當中分布著眾多雌激素受體，顯示雌激素對於平衡感和眩暈有一定的影響。研究指出，當女性進入更年期和停經階段，由於體內雌激素水平的劇烈波動，女性更易出現眩暈症狀，而停經後雌激素水平的降低也被視為眩暈的一大風險因素。值得注意的是，研究還發現，補充雌激素的女性，無論是年齡介於 45 至 65 歲的中年女性，或是 65 歲以上的年長女性，發生良性陣發性姿勢性眩暈的機率均大幅降低超過 90%！

耳鳴煩人？荷爾蒙補充療法，降 50% 風險

耳鳴是一種在缺乏外界聲音刺激下，個人主觀感受到的聲音現象，無論是高頻、低頻、大聲、小聲、連續或間斷，單側或雙側，都可能出現。這種情況若頻繁發生，無疑對個人的精神狀態、情緒、專注力乃至睡眠品質造成極大的影響。

耳鳴也是更年期或停經女性可能會遭遇的一種症狀。一項針對於更年期特別門診就診的華人女性所進行的調查報告顯示，在多種更年期症狀中，高達 40% 的女性表示有耳鳴問題！國內醫學中心的研究報告也指出，在耳鳴專科門診中，部分患者是處於更年期或剛剛停經的女性，她們因為慢性耳鳴而苦惱，睡眠品質亦受到影響。經過荷爾蒙補充療法治療後，這些女性的耳鳴和睡眠品質均有顯著的改善。雖然目前對於耳鳴的確切成因尚未完全明瞭，但這與雌激素的神經調控和神經保護作用、雌激素與黃體酮（P4）對內耳腔室結構的內淋巴調控，以及荷爾蒙對細胞間神經電位傳導的影響可能有關。來自國內另一醫學中心長達 10 年的追蹤研究資料發現，使用荷爾蒙補充療法的停經女性，發生耳鳴的機率顯著低於未使用荷爾蒙補充療法的女性，風險降低了約 50%！

近 80% 中老年女性被乾眼症狀所苦

在門診中，常聽到正經歷更年期或已停經的女性患者，開始出現眼睛不適的症狀，如乾澀、痛感、灼熱感、異物刺激感、紅眼、視力模糊和畏光等。這些症狀可能指向乾眼症（Dry Eye Disease，簡稱 DED）的診斷。值得注意的是，乾眼症的發生率隨年齡增加而上升，女性相較於男性更易受到影響，尤其是停經後的女性，更是高危險群。乾眼症不僅影響患者的日常生活活動，更對其整體生活品質造成了重大的負面影響。

約一百年前的文獻中，眼科學者就已觀察到女性在更年期或停經期間比男性更易患上乾眼症，推測這可能與女性體內荷爾蒙濃度的變化有關。近期的一項文獻回顧研究亦證實了這一假設，認為停經女性的乾眼症是一種與荷爾蒙相關的疾病，該研究結果發表於著名的《停經》（*Menopause*）女性健康醫學期刊。

歐洲學者的研究，針對 45 至 79 歲的婦產科患者進行了一項症狀問卷調查，結果顯示，近 80% 的女性患者呈現乾眼症狀，其中畏光是最常見的一種。研究發現，停經後女性的乾眼症發生率高於即將停經的女性，且隨著年齡的增長，症狀的嚴重程度亦隨之加劇。這與更年期或停

經期間體內荷爾蒙水平的降低有關，包括雌激素和雄性激素，這種變化進而影響到淚腺和皮脂腺的分泌。這項研究結果發表於《更年期》（Climacteric），一本在女性健康領域享有權威的醫學期刊。

當眼睛出現不舒服、畏光或視力受到影響時，對於中年女性而言，這不僅會降低工作效率，還可能影響到閱讀、使用電腦或電視、做家務、駕駛以及參與社交活動等日常活動，對生活的影響是相當大的，是中年女性朋友應當特別關注的健康問題。

口乾症困擾？荷爾蒙補充療法有助改善

除了乾眼症狀，更年期及停經女性常伴隨口乾症狀。唾液在維持口腔健康中扮演關鍵角色。當唾液分泌減少時，不僅會感到口乾，還會影響基本的口腔功能，如咀嚼、味覺、吞嚥、說話等，並可能削弱口腔內的抗菌能力，從而增加感染、蛀牙及牙周疾病的風險。

日本學者針對 380 個專門治療女性患者的醫療機構進行了調查，以瞭解這些機構中，女性患者的口腔症狀狀況。結果發現，約 80% 的醫療機構遇到患者訴說口腔症狀，其中最常見的是口乾，占比達到 80.3%；其次是味覺

異常,占 60%;口腔灼熱感則為 40.1%。

口乾症狀主要由唾液分泌減少引起,尤其在更年期及停經女性中更為常見。體內荷爾蒙的變化,特別是雌激素水平的下降,是導致這一現象的重要原因。雌二醇（E2）是女性體內最重要的一種雌激素,對維持多方面的生理功能至關重要。過去的研究已經發現,口腔內的粘膜、牙齦和唾液腺都含有雌激素受體,顯示雌激素對口腔健康具有重要作用。最近,針對華人停經女性口乾症狀的研究顯示,患有口乾症狀的女性,其唾液中的雌二醇（E2）濃度顯著低於無口乾症狀的女性,而在接受荷爾蒙補充療法後,這些女性的唾液中雌二醇（E2）濃度顯著增加,口乾症狀亦有顯著改善！

手腳麻？易抽筋？小心憂鬱風險高達 4 倍

感覺異常是一種常見且對生活品質影響甚鉅的更年期症狀。在門診中,偶爾會聽到女性患者抱怨手腳麻木的情況。在處理這些症狀之前,首先需確認這是否源自神經系統或心血管循環系統的問題。然而,這些症狀也可能伴隨著進入更年期而出現。抽筋也是許多女性在門診中常見的抱怨之一,許多人可能經歷過在深夜睡眠正酣眠時,被突

如其來的腳抽筋驚醒，或是在日常活動中偶爾抽筋，令人困擾不已。

一項針對停經前後、在更年期特別門診就診的華人女性進行的症狀調查中，發現有 20% 至 30% 的女性表示有手腳感覺異常、麻木感、皮膚有類似螞蟻爬行的癢感和異常感覺，即蟻走感（Formication）的症狀，而停經後女性出現抽筋症狀的比例更是高達近 50%！這些身體不適的症狀絕不能被忽視，應當妥善處理和尋找緩解方法，以改善生活品質，否則可能會增加中年女性患憂鬱的風險。

近期一項針對超過 6,000 位年齡介於 40 至 55 歲的華人中年女性的研究報告指出，有更年期症狀的女性，罹患憂鬱的風險比沒有這些症狀的女性高。研究發現，更年期症狀越嚴重，憂鬱的風險越高。特別是那些有感覺異常和蟻走感症狀的女性，她們患憂鬱的風險是沒有這些症狀的女性的 4 倍！

偏頭痛纏身？注意更年期症狀加劇

許多女性經常經歷偏頭痛的困擾，尤其是年輕女性，若患有經前症候群（Pre-Menstrual Syndrome，簡稱 PMS），在生理期前便常出現諸如情緒波動、暴躁、焦

慮、易怒、頭痛、痠痛、腸胃不適、經痛等症狀，其中頭痛就是一個常見的症狀。偏頭痛的症狀不僅帶來極大的不適，一旦發作，可能會引起噁心、嘔吐，有些人甚至需要臥床休息，這不僅影響工作專注力，更對日常生活造成重大影響。

研究顯示，偏頭痛在女性中的發生率高於男性，超過 40% 的女性終其一生會經歷偏頭痛，而男性則少於 20%。當女性進入更年期，接近停經時，偏頭痛的發生頻率會增加，更年期及停經期間的偏頭痛盛行率約為 10% 至 30%。那些年輕時期在生理期前常有偏頭痛症狀的女性，到了更年期及停經時期，偏頭痛的症狀可能會更加頻繁。學者認為，這與體內雌激素濃度的急劇下降有關，研究也指出，腦部內雌激素濃度的波動，容易引起神經性發炎，釋放發炎性介質並導致血管舒張，從而產生隨心跳節奏的搏動性抽痛。若能維持體內雌激素濃度的穩定，則有助於改善偏頭痛的情況。

總之，更年期及停經期間的症狀多變且複雜，對女性造成的影響遠超過生理上的不適，它們影響著女性的生理、心理健康，乃至於社會互動、人際關係和職場表現，呈現全方位的影響。

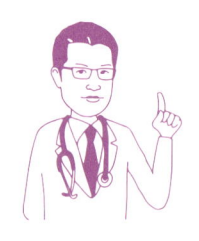

佳鴻醫師的健康叮嚀

★ **更年期挑戰：症狀多樣影響深遠**
- 更年期常見症狀包括關節疼痛、失眠、記憶力衰退、心悸及情緒起伏，嚴重影響生活品質。
- 關節疼痛在亞洲女性中最為常見，比例高達 76% 至 96%。
- 更年期症狀不僅限於熱潮紅與盜汗，還可能包含心理壓力及身體疼痛。

★ **生殖泌尿道問題：陰道乾澀和頻尿困擾**
- 停經女性陰道乾澀比例高達 50%，易引發性交疼痛，影響親密關係。
- 泌尿道感染及頻尿導致社交困難和生活品質下降，甚至影響心理健康。
- 雌激素減少是導致陰道乾澀及泌尿道症狀的主要原因，建議及早採取治療或改善措施。

★ **自律神經失調：更年期女性的隱形風險**
- 近 70% 停經女性面臨自律神經失調，可能引發頭暈、心悸、焦慮及失眠等症狀。

- 自律神經失調與血脂異常及心血管疾病風險密切相關,可能增加失智風險。
- 荷爾蒙波動影響交感與副交感神經平衡,需藉助專業診斷及治療改善。

★ **荷爾蒙補充療法:改善更年期多種症狀**
- 補充雌激素可顯著降低眩暈與耳鳴風險,分別減少 90% 及 50%。
- 荷爾蒙補充療法有助改善乾眼症、口乾症及偏頭痛,提升生活品質。
- 研究顯示,雌激素穩定濃度有助減少心理壓力與慢性病風險。

★ **更年期心理挑戰:憂鬱與壓力需重視**
- 更年期症狀越嚴重,罹患憂鬱風險越高。有感覺異常症狀的女性,患憂鬱的風險高達 4 倍。
- 偏頭痛在更年期加劇,與雌激素波動及神經性發炎有關。
- 重視心理健康管理,避免更年期症狀加重對心理的負面影響。

★ **長壽新挑戰：健康與生活品質並重**
- 停經後長達 35 年無性荷爾蒙狀態，需重視骨骼、心血管及認知健康。
- 女性更年期與停經期間應採取積極措施，避免慢性病及失能風險。
- 平衡飲食、運動與荷爾蒙補充可共同改善中老年生活品質。

第 2 章

更年期與停經
如何化挑戰為機遇

Nothing in life is to be feared, it is only to be understood.
Now is the time to understand more, so that we may fear less.

生活中沒有什麼是值得恐懼的,它只是需要被理解。
現在是時候瞭解更多,這樣我們就可以減少恐懼。

——瑪麗・居禮(Marie Curie),
波蘭裔法國物理學家及化學家,放射性研究先驅

●●● 更年期影響職場表現，職場支援要跟進

研究發現，處於更年期的女性常常面臨著注意力難以集中、易感疲勞、短期記憶力下降、焦慮和憂鬱的情緒，以及對工作的自信心有所減退。這些情況不僅影響了她們的工作效率，甚至可能影響到工作表現。除此之外，由於更年期相關問題，使得這群女性更頻繁地尋求醫療協助。研究指出，受到更年期症狀困擾的女性就醫次數是無症狀女性的約 2 倍，而醫療開銷更是高達 4 倍。不僅如此，她們也更可能因為更年期相關症狀而需要請假缺席工作，這無形中對經濟造成了直接或間接的損失。

在英國醫師學會進行的一項調查中發現，即便是從事醫療工作的女醫師們，自己也無法倖免於更年期和停經帶來的影響。該學會對大約兩千名正處於更年期的女醫師進行了調查，調查報告揭示了幾個值得關注的現象：高達 90% 的受訪女醫師認為更年期的症狀對她們的工作產生了負面影響；近 70% 的人表示更年期讓她們同時遭受身體和心理上的困擾；約有 50% 的女醫師期望能夠與主管討論，尋求工作上的支持和幫助，但她們當中的許多人因擔心被同事或上司異樣看待而選擇沉默；只有不到 20% 的

女醫師真的向主管提出了討論；而近 40% 的女醫師希望工作環境能夠有所改變以適應她們的狀況，但往往難以實現。

海倫娜・麥基昂（Helena Mckeown）醫師，作為該學會代表會主席，她強調了一個現實的問題：由於缺乏工作場所的彈性調整或足夠的支援，一些女醫師因為更年期的狀況不得不離開她們的高層職位，或者從她們的工作崗位上退下來。這是一個令人擔憂的現象，因為這些醫師擁有豐富的醫療經驗，而醫療工作本身就是一份高壓的職業，我們不應該失去這些經驗豐富的醫療專業人員，這不僅是對她們個人的損失，更是對整個醫療體系的損失。透過這些研究調查，我們可以清楚知道，更年期和停經不僅是女性個人的事情，它對社會和經濟都有著深遠的影響。因此，這促使我們應該更加關注並支援處於這一階段的女性，無論是在家庭中還是在工作場所。

燥熱症狀不容忽視，護心防病有妙方

盜汗及熱潮紅是許多女性朋友們常聽聞的更年期症狀，這些症狀屬於血管舒縮症狀（Vasomotor Symptoms，

簡稱VMS）。受此困擾的人，時常無預警地感到一陣熱意湧上心頭，即使周遭的人感覺不熱，她們卻覺得異常悶熱，晚上甚至因為熱而醒來，滿身是汗。這不僅造成身體不適，也嚴重影響了睡眠品質、日常生活及工作效率，甚至認知能力和情緒也會受到影響，從而大幅降低生活品質。

有些人可能會想，忍耐過去或許就會好轉，但是，該如何忍耐？又能忍耐多久？更年期的症狀絕非短暫，它可能持續好幾年。研究指出，不同種族的女性經歷更年期症狀的時間長短各不相同，有的甚至長達十數年。或許有人會嘗試透過參與各種活動、改變生活方式、規律運動來轉移注意力，希望減少對這些症狀的關注。

確實，從飲食營養、運動、生活型態去調整是很重要也值得鼓勵的一件事，但往往許多女性嘗試各種方式、做了各種努力，更年期的症狀改善卻有限，生活依舊深受困擾。在門診曾遇過有中年女性患者這麼描述自己更年期的經驗：步入中年後開始經歷一堆前所未有的症狀，才知道原來更年期是這麼一回事，嚴重時，幾乎讓人生不如死，甚至痛苦到有想要結束自己生命的念頭！

熱潮紅與盜汗這些血管舒縮症狀，可能預警著未來更

嚴重的健康危機。許多研究顯示，血管舒縮症狀的出現，是未來心血管疾病風險增加的一個警訊。

一項來自韓國的研究，針對45至65歲的相對健康的中年女性進行調查，發現那些經歷中度或嚴重更年期血管舒縮症狀的女性，其頸動脈內膜中層厚度（Carotid Intima-Media Thickness，簡稱CIMT）較厚。頸動脈內膜中層厚度的增加意味著動脈粥狀硬化的程度更為明顯，這進一步提高了心血管疾病，例如心肌梗塞，或腦血管疾病，例如腦中風的風險。

另外，一項美國的大型追蹤分析報告亦顯示，停經期症狀越嚴重的女性，不僅心血管疾病的風險較高，甚至死亡率也顯著增加。這強調了對更年期症狀的重視不僅是為了改善目前的症狀與生活品質，也是對未來健康的一種投資。

因此，我們絕不能輕視更年期症狀，它們可能是身體發出的警訊，提示我們需要特別注意心血管健康。這包括控制血糖、血壓、血脂肪以及維持理想的腰圍和體脂肪比例，從而預防心血管疾病的發生。透過積極管理這些風險因素，我們可以在享受生活的同時，保護自己的健康，遠離未來可能的心血管疾病風險。

▸▸▸ 更年期煩惱有解，荷爾蒙補充見成效

　　我們已瞭解更年期及停經對女性可能帶來的生理、心理、精神、情緒及生活上的各種症狀與負面影響。那麼，如何最大程度降低這些困擾和不適？除了調整飲食、營養、運動、紓壓及睡眠等生活方式因素外，還有其他有效的方法嗎？

　　國際上許多專注於女性更年期及停經領域的專業組織和醫學團體，經常審閱最新的醫學研究，整合專家學者的建議，形成共識，並制定臨床治療指南供參考，這些指南會隨著新的研究成果不斷更新。根據眾多醫學文獻、建議指南以及北美停經學會（The North American Menopause Society，簡稱 NAMS）在 2022 年修訂發表的官方聲明，一致認為：對於更年期血管舒縮症狀和生殖泌尿道相關症狀，目前最有效的治療方法是荷爾蒙補充療法。該聲明還指出，荷爾蒙補充療法不僅能有效治療這些症狀，還能預防骨質流失和骨折。美國食品和藥物管理局（U.S. Food and Drug Administration，簡稱 FDA）也核准荷爾蒙補充療法用於以下情況：1、作為中度至重度更年期血管舒縮症狀的首選治療方式；2、預防停經後骨質疏鬆症；3、

幫助因卵巢切除術或原發性卵巢早衰（Primary Ovarian Insufficiency，簡稱 POI）導致的雌激素低下者緩解更年期症狀、預防骨質流失、預防心血管疾病和認知功能退化；4、用於治療中度至重度的生殖泌尿道症狀，特別是外陰和陰道萎縮（Vulvovaginal Atrophy）。

　　因此，正處於更年期或停經階段，且受各種症狀困擾的女性朋友，無需默默忍受這些痛苦。事實上，有高效且經醫學驗證的治療方法，可以讓生活質量大大提升。當然，必須先由專業醫師評估個別情況，確定是否適合使用荷爾蒙補充療法，並共同商討最適合的治療方案，以真正改善症狀，恢復健康，重獲理想的生活品質。

　　然而，我知道許多女性一聽到「補充荷爾蒙」，心中便立刻產生一股擔憂和疑問，拒之於千里之外。別心急，讓我們繼續深入瞭解。

佳鴻醫師的健康叮嚀

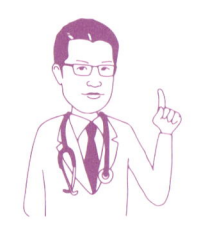

★ **更年期對職場影響：健康支持應成重點**
- 更年期女性因注意力不集中、疲勞和情緒波動影響工作效率及表現。
- 就醫次數及醫療開銷顯著增加，經濟損失不可忽視。
- 調查顯示，近 50% 女醫師希望職場提供支持，但僅 20% 敢主動尋求協助。

★ **熱潮紅與盜汗：健康危機的預警信號**
- 血管舒縮症狀（如熱潮紅、盜汗）不僅影響生活品質，還可能增加心血管疾病風險。
- 研究發現，症狀嚴重的女性，其頸動脈內膜中層厚度較厚，心血管疾病及死亡率顯著上升。
- 積極管理血糖、血壓、血脂及體脂肪比例，有助於預防心血管疾病。

★ **更年期症狀有解：荷爾蒙補充療法成首選**
- 荷爾蒙補充療法被證實是治療血管舒縮及生殖泌尿道症狀的最有效方式。

- 此療法還能預防骨質流失、骨折,並改善因卵巢早衰導致的健康問題。
- 美國 FDA 批准此療法作為多種更年期症狀的首選治療方法,提升生活品質。

★ **生活調整的局限:需結合醫學治療**
- 雖然調整生活方式(如飲食、運動)可緩解部分更年期症狀,但效果因人而異,往往有限。
- 女性應積極尋求醫學支持,由專業醫師評估並制定個別化治療計畫。

★ **更年期不應恐懼:科學支持助力健康轉型**
- 對荷爾蒙補充療法的擔憂廣泛存在,但有研究證實其安全性及高效性。
- 鼓勵女性以科學態度瞭解更年期及停經問題,減少恐懼,勇敢面對健康挑戰。

自我健康手扎

第 3 章

荷爾蒙與乳癌
震撼全球的荷爾蒙研究報告

All truth passes through three stages.
First, it is ridiculed, second it is violently opposed,
and third, it is accepted as self – evident.

所有真理都經歷三個階段。
首先,它被嘲笑;其次,它遭到激烈反對;
第三,它被接受為不證自明。

——亞瑟‧叔本華(Arthur Schopenhauer),德國哲學家

●●● 多年來的荷爾蒙療法，
健康效應迎來新轉機

荷爾蒙補充療法的歷史悠久，其最早可追溯至 1940 年代，至今已有逾 80 年的發展歷程，期間經歷了多次重要的轉變。在 1940 年代，第一種人工合成的雌激素普利馬林（Premarin）問世，並於 1942 年獲美國食品藥物管理局（FDA）核准，用以治療女性停經後的症狀。進入 1960 年代，隨著女權運動的興起及對荷爾蒙補充療法認識的增加，越來越多女性開始使用雌激素補充療法，希望藉此保持青春。

1970 年代的研究發現，單獨使用雌激素可能會增加子宮內膜癌的風險。後續研究顯示，若將雌激素與黃體素同時補充，可以避免雌激素刺激子宮內膜增生，從而減少子宮內膜癌的風險，因此，對於仍保有子宮的停經後女性而言，同時使用雌激素與黃體素成為了標準的荷爾蒙補充療法。

1980 年代，美國食品藥物管理局（FDA）核准荷爾蒙補充療法可用來預防骨質疏鬆，使得該療法更加盛行。1990 年代，當時的許多研究指出，荷爾蒙補充療法除了

可以有效治療更年期及停經的症狀，對於預防慢性疾病也有幫助，不僅可以預防骨質疏鬆，還能減少冠狀動脈心臟病（Coronary Artery Disease）風險，降低阿茲海默症（Alzheimer's Disease）的風險，並可顯著減少死亡率，達到 20% 至 40%。這進一步推動了荷爾蒙補充療法的廣泛應用。

根據 1990 年代的報告，在美國，雌激素成為接受過子宮切除手術的停經女性的標準治療。統計顯示，超過 90% 的 50 歲以上女性，在切除子宮後會補充雌激素，因為當時的研究表明，雌激素不僅可以有效緩解更年期及停經帶來的生理及心理上各種惱人的症狀，還可以預防骨質流失、心血管疾病及腦部認知功能退化。甚至在 1992 年，美國醫師協會（American College of Physicians）制定了針對停經女性荷爾蒙補充療法的第一個治療指引，建議停經後女性都應該考慮補充荷爾蒙以預防慢性疾病。1995 年，美國食品藥物管理局（FDA）再次核准荷爾蒙補充療法用於治療停經症狀及預防骨質疏鬆。

正當荷爾蒙補充療法逐漸成為主流並廣泛應用之際，更多的臨床研究也持續探討補充荷爾蒙對健康的各種影響。然而，到了 2002 年，美國的「女性健康促進計畫」

（Women's Health Initiative，簡稱 WHI）發表的初步研究結果，對荷爾蒙補充療法的趨勢帶來了一百八十度的大轉變，情勢頓時改觀。

荷爾蒙研究深入展開，健康影響隨之揭開

在 1980 年代和 1990 年代，荷爾蒙補充療法廣泛被認為對於進入更年期或已停經的女性而言，不僅能有效緩解更年期症狀，還能預防停經後可能出現的慢性疾病，如骨質疏鬆、心血管疾病和認知功能衰退等。因此，荷爾蒙的使用日益普遍且盛行。鑑於此，美國國家衛生研究院（National Institute of Health，簡稱 NIH）決定進行一項大型前瞻性隨機對照臨床試驗（Randomized Controlled Trial，簡稱 RCT），旨在探究年紀較大的停經女性補充荷爾蒙是否真能達到預防疾病的效果。值得一提的是，在這項大型研究開始前，許多關於荷爾蒙的研究對象多為剛停經或停經不久的女性，而美國國家衛生研究院（NIH）的研究則專注於年紀較大的停經女性，探究荷爾蒙補充對她們是否同樣有效。

於是，在 1993 至 1998 年間，美國 40 個研究中心共招募了超過 27,000 名 50 至 79 歲停經女性參與荷爾蒙研究計畫。研究包括兩個分支，其中 10,000 多名已進行子宮切除手術而沒有子宮的女性，按當時標準，被歸到僅補充雌激素（CEE）的研究分支，當中有 5,000 多位被隨機分派到補充雌激素（CEE）的實驗組，另外 5,000 多位則是分派到安慰劑組。同樣地，另外 16,000 多名仍保有子宮的女性，則歸到合併同時補充雌激素（CEE）與黃體素（MPA）的研究分支中，當中有 8,000 多名分派至補充雌激素（CEE）與黃體素（MPA）的實驗組，另外 8,000 多名則分派至安慰劑組。

這正是醫學史上著名的美國國家衛生研究院（NIH）所進行的「女性健康促進計畫」（WHI）荷爾蒙研究。經過多年，至今該研究的結果和後續追蹤研究仍持續發表於全球知名的醫學期刊，受到各方專家學者的廣泛引用和評論，對全球女性健康產生了深遠的影響。

親愛的女性朋友們，「女性健康促進計畫」（WHI）荷爾蒙研究對於妳們的生活、健康和幸福至關重要。可謂是 21 世紀迄今對女性健康影響最深遠的一項研究，它的影響力足以改變妳的餘生。因此，隨著本書的章節深入，

我們將一起探索「女性健康促進計畫」（WHI）荷爾蒙研究的細節，瞭解它對全世界女性，包括妳，帶來了哪些影響。

在「女性健康促進計畫」（WHI）荷爾蒙研究中，所使用的雌激素是由懷孕母馬的尿液中提煉而成，稱為結合型雌激素（Conjugated equine estrogen，簡稱CEE）；黃體素則使用人工合成的醋酸甲羥孕酮（Medroxyprogesterone acetate，簡稱 MPA）。為了簡化說明：

☆ **女性健康促進計畫—單用雌激素（WHI－CEE）**
- 僅補充雌激素（CEE）。
- 研究單獨補充雌激素（CEE）對女性健康的影響。

☆ **女性健康促進計畫—雌激素併用黃體素（WHI－CEE＋MPA）**
- 合併同時補充雌激素（CEE）與黃體素（MPA）。
- 研究合併使用雌激素（CEE）與黃體素（MPA）對女性健康的影響。

全球記者會引震撼，女性健康面臨巨大影響

「女性健康促進計畫」（WHI）荷爾蒙研究於 1993 至 1998 年間，在美國各地陸續招募受試者。隨著研究的展開及時間的推進，這兩項原本預計要補充荷爾蒙至少 9 年的研究，突然在 2002 年 7 月 9 日，研究論文尚未公開刊登出版之前，「女性健康促進計畫」（WHI）研究學者們率先舉行了一場全球高度矚目的記者會。

會中宣布，女性健康促進計畫—雌激素併用黃體素（WHI－CEE＋MPA）研究在進行了 5.6 年後，初步結果發現，同時補充雌激素（CEE）與黃體素（MPA）的停經女性，其乳癌與心血管疾病的風險高於安慰劑組。因此，女性健康促進計畫—雌激素併用黃體素（WHI－CEE＋MPA）研究提前終止了荷爾蒙的補充。而女性健康促進計畫—單用雌激素（WHI－CEE）研究於 2004 年，經過 7.2 年的研究後，也提前終止了雌激素（CEE）的補充。

這一結果出乎意料，與之前的許多荷爾蒙研究報告截然不同，引起了廣泛的驚訝和困惑。記者會後，醫療界及更年期荷爾蒙治療領域的專家學者感到震驚，全球的女

```
                    WHI 荷爾蒙研究計畫

            保有子宮的婦女              沒有子宮的婦女

          女性健康促進計畫-            女性健康促進計畫-
          雌激素併用黃體素              單用雌激素
          (WHI-CEE+MPA)              (WHI-CEE)
            共16608人                   共10739人

    合併同時補充                         單純補充
    雌激素CEE+      使用安慰劑         雌激素CEE        使用安慰劑
    黃體素MPA

     共8506人       共8102人          共5310人         共5429人

               使用5.6年                         使用7.2年

          2002年提前停止補充，          2004年提前停止補充，
            公告初步結果                  公告初步結果


        研究持續追蹤累積至今，並發表許多相關研究成果（見後文）
```

圖2　醫學史上的里程碑：「女性健康促進計畫」（WHI）荷爾蒙研究計畫簡介。

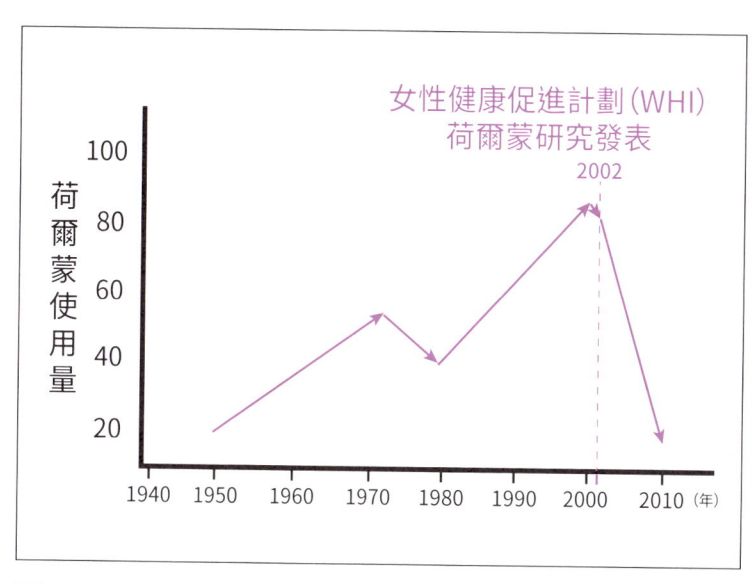

圖3　2002年「女性健康促進計畫」（WHI）荷爾蒙研究發表後，荷爾蒙補充療法使用量迅速下滑，凸顯該研究對全球女性健康決策的深遠影響。此圖呈現荷爾蒙補充療法的歷史趨勢變化，全貌一覽無遺。

性也深感震驚。隨後，在全球媒體迅速、大肆聳動地報導下，消息火速傳遍了全球。

記者會的次日，《紐約時報》（*The New York Times*）發表了一篇標題為「震驚醫療界的荷爾蒙補充療法研究（Hormone Replacement Study A Shock to the Medical System）」的報導，提到美國約有600萬名女性正在使用

荷爾蒙補充療法。這場記者會讓這些女性陷入了深深的懷疑與困惑之中。

當時擔任北美停經學會（NAMS）執行長的沃爾夫・H・烏帝安（Wulf H. Utian）醫師對這場記者會評論道：「這是我從事停經領域 30 多年來所經歷的最爆炸性的事件。」

自那以後，「女性健康促進計畫」（WHI）荷爾蒙研究計畫徹底改變了荷爾蒙補充療法的使用情況。醫療人員變得不願意也不想開立荷爾蒙處方；許多原本想要補充荷爾蒙以緩解更年期或停經症狀的女性，因為害怕而選擇不進行補充；而那些已經在補充荷爾蒙的女性也因此停止使用。由於「女性健康促進計畫」（WHI）研究的這場記者會，「補充荷爾蒙」與「乳癌」之間的關聯深刻地刻畫在了許多女性的心中，至今揮之不去。

「女性健康促進計畫」（WHI）研究的影響深遠而廣泛，即使在 20 多年後的今天，仍有許多女性一聽到荷爾蒙就感到擔憂與害怕，立即聯想到「補充荷爾蒙會導致乳癌」。無論是透過網路、報章雜誌、媒體書籍還是專家達人等管道獲得的資訊，只要提到「荷爾蒙會造成乳癌」的說法，其源頭大多來自於「女性健康促進計畫」（WHI）

荷爾蒙研究在 2002 年公布的初步結果。這一研究對全球好幾個世代的女性的健康產生了深遠的影響。

佳鴻醫師的健康叮嚀

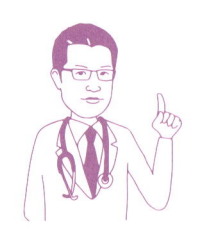

★ **荷爾蒙療法演進：從治療停經到預防慢性病**
- 荷爾蒙補充療法起於 1940 年代，經歷超過 80 年發展，應用從緩解停經症狀到預防慢性疾病。
- 1970 年代發現僅使用雌激素會增加子宮內膜癌風險，後改進為合併補充雌激素與黃體素以降低風險。
- 1990 年代，荷爾蒙補充療法被廣泛認為可預防骨質疏鬆、心血管疾病及阿茲海默症，並降低死亡率 20% 至 40%。

★ **「女性健康促進計畫」（WHI）研究誕生：史上針對停經女性的大規模荷爾蒙實驗**
- 1993 至 1998 年間，美國國家衛生研究院（NIH）招募超過 27,000 名停經女性參與研究，分為單補雌激素及合併補充雌激素與黃體素兩個研究分支。
- 「女性健康促進計畫」（WHI）研究聚焦相對高齡的停經女性，探索荷爾蒙補充對預防慢性疾病的效果，成為醫學史上重要里程碑。

★ **2002 年記者會：乳癌與心血管風險的震撼公布**
- 「女性健康促進計畫」（WHI）研究初步結果顯示，合併補充雌激素（CEE）與黃體素（MPA）的女性，其乳癌與心血管疾病風險高於安慰劑組。
- 記者會後，荷爾蒙補充療法使用驟降，全球女性對其安全性產生深刻疑慮。

★ **影響深遠：多代女性對荷爾蒙療法的恐懼**
- 「女性健康促進計畫」（WHI）研究的記者會深刻影響全球多代女性，許多人將「補充荷爾蒙會導致乳癌」視為定論。
- 20 多年後，相關恐懼仍揮之不去，影響女性健康決策與療法應用。

自我健康手扎

第二部分

迷思破解

揭示荷爾蒙研究的真相

第 4 章

WHI 荷爾蒙研究迷思
哪些真相被誤解

(The impact of WHI hormone study)...
It's hands down the biggest screw-up of the
entire medical field in the last 25 years.

（『女性健康促進計畫』（WHI）荷爾蒙研究造成的衝擊）……
毫無疑問是過去 25 年整個醫學領域最大的失誤。

——彼得・阿提亞（Peter Attia）醫師，
在與安德魯・胡伯曼（Andrew Huberman）博士的訪談中

●●● 研究結論被錯讀,荷爾蒙補充有益處

2007年7月,《華爾街日報》發表了一篇標題為「美國國家衛生研究院(NIH)2002年如何錯誤解讀荷爾蒙研究報告(How NIH Misread Hormone Study In 2002)」的報導。這篇報導回顧了5年前的一項重要荷爾蒙研究,女性健康促進計畫—雌激素併用黃體素(WHI-CEE+MPA)研究,該研究是由美國國家衛生研究院(NIH)主導。文章中分析了2002年公布的研究結果被如何錯誤解讀,並在2007年揭示了新的研究發現。

2002年7月9日召開的記者會,主要內容是女性健康促進計畫—雌激素併用黃體素(WHI-CEE+MPA)初步研究結果指出:合併補充雌激素(CEE)及黃體素(MPA)的停經女性,其乳癌風險比安慰劑組增加26%,心血管疾病風險比安慰劑組增加22%,而且這樣的結果適用所有年齡層的女性,不論其過去的健康狀況。因此,研究被迫提前終止。

然而,在2007年,進一步分析「女性健康促進計畫」(WHI)中有關荷爾蒙研究的資料後發現,若將不同年齡層分別分析,在50到59歲的女性族群中,也就是剛停

經不久的女性群組，有補充荷爾蒙的女性，包括單純補充雌激素（CEE）以及合併補充雌激素（CEE）與黃體素（MPA），與安慰劑組相比，整體死亡率風險減少 30%！沒錯，50 到 59 歲的停經女性補充荷爾蒙，其死亡風險是降低的，而不是增加，是有益的而非有害。

•• 荷爾蒙療法護心臟，冠狀動脈鈣化少

再來深入瞭解冠狀動脈心臟病的風險。首先，我們知道心臟冠狀動脈的鈣化情形，可以透過心臟的電腦斷層影像檢查（CT）來檢測。鈣化指數的高低反映了冠狀動脈血管壁的鈣化程度，若指數較高則顯示鈣化程度嚴重，這樣也就增加了未來發生心臟冠狀動脈疾病的風險，如心肌梗塞等。因此，冠狀動脈鈣化指數是評估未來心血管疾病風險的一個重要指標。

「女性健康促進計畫」（WHI）的研究中，研究者針對 50 至 59 歲、單純只有補充雌激素（CEE）的停經女性，分析她們的心臟冠狀動脈鈣化指數，結果顯示，這群補充雌激素（CEE）的女性，比起安慰劑組，不僅發生冠狀動脈鈣化的比例及嚴重度比較低，發生最嚴重冠狀動脈

鈣化的風險更是比安慰劑組減少約 60%，這個研究報告刊登在權威的醫學期刊《新英格蘭醫學期刊》（The New England Journal of Medicine，簡稱 NEJM）。

然而，妳可能會好奇，為何 2002 年「女性健康促進計畫」（WHI）研究在公布初步結果時，沒有提到這些好處（包括死亡風險降低、冠狀動脈鈣化風險降低），反而強調了乳癌風險的增加和心血管疾病風險的提高，這樣反而讓人以為補充荷爾蒙似乎就是帶來一堆壞處？主要的原因就如同這篇華爾街日報報導的標題所說：「錯誤解讀」。

●●● 數據混淆真相，年齡成關鍵變數

2002 年的女性健康促進計畫─雌激素併用黃體素（WHI – CEE + MPA）的初步研究結果，把所有年齡層的停經女性混為一談，沒有將不同年齡層的數據進行分開處理。所有女性的年齡從 50 至 79 歲不等，年齡跨度近 30 年，平均年齡高達 63 歲，其中近 70% 的參與者是 60 歲以上的女性，體重過重或肥胖的比例接近 70%，大約一半的人有吸菸習慣，近 40% 患有高血壓。這樣的基本健

康狀況顯示，這群受試者可能已存在多種健康問題，而且絕大多數人沒有明顯的更年期症狀，如盜汗或熱潮紅等，這種種條件都顯示，這群受試者不足以代表實際臨床上常見到的更年期或停經女性患者的狀況！

實際臨床上會看到來求醫的女性，絕大多數是被更年期症狀困擾、位於 50 歲左右、相對健康的女性族群。各位 50 歲上下、正被更年期症狀困擾的女性朋友們，妳們會覺得自己的身體健康條件跟 60、70 幾歲的女性一樣嗎？應該不會吧？既然不會，那麼，「女性健康促進計畫」（WHI）研究這個以 60 至 79 歲為主體且絕大部分沒有更年期症狀的受試族群，所做出來的研究結果，又怎麼能夠套用到 50 歲左右、正經歷更年期症狀的妳（們）的身上呢？事實上，「女性健康促進計畫」（WHI）研究中年紀小於 55 歲而且有更年期症狀的女性，只占了 3.4%！因此，這樣的研究結果不應該被直接推論及套用到所有停經女性身上。

這種年齡和健康狀況的巨大差異，導致了研究結果解讀上的偏差，而將這些有偏差的解讀結果套用至所有年齡層的停經女性，並宣稱補充荷爾蒙帶來的壞處大於好處，這不僅是錯誤的解讀，也是一種過度的推論。

妳或許覺得奇怪，這麼重要且大型的研究——據報導，整個「女性健康促進計畫」（WHI）研究耗資超過 7 億美金，涉及眾多專家學者，研究主題又是如此重要且深具影響力、論文又是刊登在醫學界權威的期刊《美國醫學會雜誌》（The Journal of the American Medical Association，簡稱 JAMA），怎麼最後在 2002 年記者會上公告的初步研究結果會犯這樣的錯誤呢？這確實令人納悶。

研究發表紛亂，過程問題層出不窮

華爾街日報的報導指出，在 2002 年，就在「女性健康促進計畫」（WHI）的初步研究結果要公諸於世之前 11 天，40 位參與計畫的研究學者齊聚一堂開會。會中，他們被告知研究計劃提前終止，並首次看到即將發表於《美國醫學會雜誌》（JAMA）的論文定稿。許多參與的學者對此感到非常震驚和憤怒，因為他們多年來參與這個研究計畫，但在最後結果要公諸於世的重要時刻，如此重要的研究報告及論文撰寫，他們卻被排除在外，無法主動參與其中，彷彿被矇在鼓裡，直到最後一刻，才被告知結果，而研究結果就這樣被定案。有些參與「女性健康

促進計畫」（WHI）研究計畫的學者表達出，這些即將公告的研究結果存在被過度解讀的疑慮，但為時已晚，他們已無法對即將印刷並發行的期刊論文做出任何修正。對於即將要公告世人的結果，即便許多「女性健康促進計畫」（WHI）學者並不全然同意，卻也無力回天。

其中一位重要的學者，同時也是「女性健康促進計畫」（WHI）研究計畫的主導者之一，也是 2002 年該研究論文的主筆者雅克‧羅素（Jacques Rossouw）醫師指出，確實有一些研究者對於未被納入參與研究報告的撰寫感到不滿，但由於這是一份具有敏感性的論文，因此只納入少數人參與撰寫，這是美國國家衛生研究院（NIH）的決定，也得到了「女性健康促進計畫」（WHI）研究計畫內部委員會的支持。另一位參與「女性健康促進計畫」（WHI）研究計畫的主要學者、也針對當時的情形表達抗議的蘭格（Langer）醫師則表示，如果研究報告能夠納入更多人的參與，結果就會有所不同，他也擔心，「女性健康促進計畫」（WHI）發布的這份報告可能會讓一整個世代的女性對荷爾蒙治療產生不必要的恐懼。

經過 20 多年，至 2025 年，可以說蘭格醫師的擔憂已經成真。他當時的預見不僅實現了，而且情況比預想的

還要嚴重,因為不只是一個世代的女性,這 20 多年來,全世界許多世代的女性都受到了「女性健康促進計畫」（WHI）研究報告的影響,對荷爾蒙治療產生了恐懼和排斥,這種影響至今仍在持續,並可能繼續影響未來更多世代的女性。

　　整個研究記者會公布及結果發表的過程,充滿許多瑕疵及疑問。美國腫瘤科醫師阿夫魯姆・布盧明（Avrum Bluming）在他的著作《雌激素很重要！》（*Estrogen Matters!*）中提到,一般科學研究公開發布時,會遵守幾點常規,包括：統計資料的準確性、所有研究參與者共同審查、在結果公諸媒體並召開記者會前,應該先通過醫學期刊的專業審核並且接受刊登發表。然而,「女性健康促進計畫」（WHI）學者在期刊發表之前,率先舉辦記者會,將初步結果公告全球,這整個過程違反了上述常規。

••• 乳癌風險有爭議,婦女健康受誤導

　　不僅如此,事實上,在 2002 年女性健康促進計畫—雌激素併用黃體素（WHI－CEE＋MPA）初步結果被公告之後,許多專家學者針對當時的公告結果做出批判,認

為該公告有諸多不當之處：

其一，當時公告的結果認為合併使用雌激素（CEE）跟黃體素（MPA）會增加乳癌風險，然而實際看研究的數據資料，這個風險並沒有達到統計學上顯著的差異，也就是說，不應該斷然說它的風險有增加。

其二，在進行這類治療組及安慰劑組的實驗結果比較時，必須盡可能地校正所有可能影響結果的變數，才能判斷結果的差異是否單純來自於治療本身的影響。否則，若未嚴謹校正所有可能的變數，那麼最終結果的差異有可能來自這些未被校正的變數，而非單純由治療所造成。

「女性健康促進計畫」（WHI）研究於 2002 年公布的乳癌風險增加，正是因為未能校正所有可能的變數。後續分析發現，若將其他變數考慮進來進行校正，乳癌的風險實際上並未增加。

可惜的是，後續許多重要的專業分析報告，並沒有獲得相當的關注與報導，況且，當初 2002 年在論文正式刊登出版前急就章地召開記者會，將這個聳動的消息公告全球，早已讓這個驚悚的訊息傳播開來，至今也難以平反當時造成的效應。20 多年後的今天，回頭看當時這場記者會及後續造成的影響，若說它是 21 世紀以來對全球女性

健康影響最為重大的一場記者會,實在不為過。

　　看到這裡,看到許多不同的報導,妳腦袋可能已經產生混亂和一堆問號,那到底事實是如何?「女性健康促進計畫」(WHI)研究本身的結果數據是什麼?如果2002年記者會公告的內容被錯誤解讀,那事實上又該如何正確解讀?有哪些重要妳該知道但卻不知道的資訊被忽略了?荷爾蒙和乳癌之間又是怎麼一回事?風險如何?該擔心嗎?補充荷爾蒙真的那麼不好、真的有害嗎?是不是有哪些益處呢?

　　接下來,我們將從不同角度深入分析這個深刻影響女性下半生健康的「女性健康促進計畫」(WHI)荷爾蒙研究,為妳解答上述疑問。

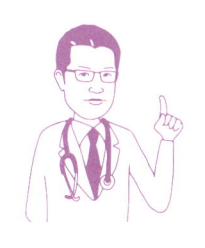

佳鴻醫師的健康叮嚀

★ **研究數據爭議：結論引發廣泛批評**
  - 初步結果因未校正所有可能的變數，乳癌風險增加的結論存在統計學上的爭議。
  - 後續分析指出，若考慮其他變數，乳癌風險實際上並未顯著增加，但錯誤結論已深植人心。

★ **健康新契機：「女性健康促進計畫」（WHI）研究後續分析的重要發現**
  - 後續研究表明，荷爾蒙補充在適當年齡和健康條件下，可有效降低慢性疾病風險。
  - 「女性健康促進計畫」（WHI）研究提醒醫療界對於數據分析的重要性，促使荷爾蒙療法走向更加謹慎與精準的應用方式。

★ **研究結論錯誤解讀：荷爾蒙補充實際帶來益處**
  - 2002年「女性健康促進計畫」（WHI）研究初步結果被錯誤解讀，宣稱補充荷爾蒙增加乳癌和心血管疾病風險。
  - 2007年深入分析顯示，50至59歲的停經女性補充荷爾蒙，可降低整體死亡率風險30%。

★ **荷爾蒙療法的心血管益處：冠狀動脈鈣化風險降低**
- 「女性健康促進計畫」（WHI）研究顯示，50 至 59 歲僅補充雌激素（CEE）的停經女性，發生嚴重冠狀動脈鈣化風險降低約 60%。
- 心臟健康的益處未在 2002 年研究公布時被強調，反而導致誤解。

★ **數據處理缺陷：年齡和健康狀況被混為一談**
- 「女性健康促進計畫」（WHI）研究初步結果將 50 至 79 歲女性數據混合分析，未考慮年齡差異及健康狀況。
- 受試者主要為 60 至 79 歲相對高齡的停經女性，不能代表 50 歲左右停經女性的情況。

★ **研究過程爭議：結果發表未符嚴謹學術規範**
- 研究報告發布前未徵求所有參與學者意見，初步結果率先以記者會形式過早公布。
- 報告內容存在未經校正的變數，導致乳癌風險增加的結論不準確。

★ **乳癌風險爭議：數據不足以支持結論**
- 2002 年研究認為荷爾蒙療法增加乳癌風險，但後續分析發現該結果未達統計學顯著性。
- 未校正變數影響了結論的準確性，實際上乳癌風險並未顯著增加。

★ **長期影響：女性對荷爾蒙療法的恐懼仍存**
- 「女性健康促進計畫」（WHI）研究結果被錯誤解讀及過度推論，影響深遠，導致全球多代女性對荷爾蒙治療產生不必要的恐懼。
- 蘭格醫師的擔憂已成現實，相關恐懼持續影響女性健康決策。

自我健康手扎

第 5 章

WHI 研究長期追蹤
結果比妳想的更驚人

Assumptions are made and most assumptions are wrong.

假設會被提出,而大多數假設是錯誤的。

——阿爾伯特・愛因斯坦(Albert Einstein),
物理學家,諾貝爾獎得主

⦿⦿⦿ WHI研究2011年報告（10.7年追蹤）：雌激素降低風險，長期數據證實有效

女性健康促進計畫－雌激素併用黃體素（WHI－CEE＋MPA）研究和女性健康促進計畫－單用雌激素（WHI－CEE）研究分別在2002年和2004年停止使用荷爾蒙。儘管如此，整個「女性健康促進計畫」（WHI）荷爾蒙研究計畫並未完全中斷。受試者雖然停止補充荷爾蒙，但研究學者們仍然持續追蹤這些女性，觀察她們在停止使用荷爾蒙補充療法後的健康狀態變化，包括心血管疾病、癌症、骨折、死亡率等方面。

在2011年，女性健康促進計畫－單用雌激素（WHI－CEE）研究發表了一份持續追蹤10.7年的分析報告，這份報告發表於權威醫學期刊《美國醫學會期刊》（*JAMA*）。研究指出，在僅接受雌激素（CEE）補充的女性中，她們的健康指標顯著優於使用安慰劑的對照組。具體而言，整體乳癌風險，比安慰劑組降低23%。在心血管疾病方面，50至59歲的女性中，冠狀動脈心臟病的風險降低了41%，心肌梗塞的發生率下降了46%，而且這一年齡組的整體死亡率也減少了27%。這些數據不僅顯示了雌激素補

充療法的潛在好處，而且為臨床治療提供了重要的參考依據。

前面章節提到，實際上，大多數因更年期或停經症狀尋求醫療協助的女性，其年齡多集中在 50 歲左右。這個研究數據凸顯了在此生命階段補充雌激素所帶來的健康益處，對於瞭解和應用荷爾蒙補充療法來說，具有重大意義。

•• WHI 研究 2012 年報告（11.8 年追蹤）：補充雌激素降乳癌，死亡率顯著下降

2012 年，女性健康促進計畫—單用雌激素（WHI – CEE）研究在權威醫學期刊《刺絡針腫瘤學》（*Lancet Oncology*）發表了追蹤 11.8 年的研究報告，分析了乳癌發生率及死亡率。結果顯示，單純補充雌激素（CEE）的女性，乳癌發生率比安慰劑組降低 23%，乳癌死亡率比安慰劑組降低 63%。學者們認為，這些結果顯示，對於已經切除子宮並尋求荷爾蒙補充療法來緩解更年期症狀的女性，這些數據讓她們可以更有信心，不必擔心補充荷爾蒙會增加乳癌風險或死亡率。

••• WHI 研究 2013 年報告（13 年追蹤）：
雙重保護，雌激素減少乳癌與心臟風險

2013 年，女性健康促進計畫—單用雌激素（WHI－CEE）研究及女性健康促進計畫—雌激素併用黃體素（WHI－CEE＋MPA）研究在《美國醫學會期刊》（*JAMA*）發表了累積追蹤 13 年的分析報告。結果顯示，合併使用雌激素（CEE）與黃體素（MPA）的女性，罹患乳癌風險比安慰劑組增加 28%，但子宮內膜癌風險降低 33%，髖關節骨折風險降低 19%。而單純補充雌激素（CEE）的女性，乳癌風險比安慰劑組降低 21%；在 50 至 59 歲族群中，冠狀動脈心臟病風險降低 35%，心肌梗塞風險降低 40%，罹患癌症風險降低 20%。

••• WHI 研究 2017 年報告（18 年追蹤）：
荷爾蒙補充無影響，死亡風險未增加

2017 年，女性健康促進計畫（WHI）研究計劃的學者發表了追蹤 18 年的報告。雖然 2002 年的初步報告震驚了全球及所有女性，讓大家認為補充荷爾蒙會帶來負面影

響，但經過長期追蹤，研究結果顯示，補充荷爾蒙對死亡率並無顯著影響。

死亡率是介入治療型研究長期追蹤的重要指標之一。我們可以這麼想，一種治療若能帶來健康上的好處，其效果自然備受期待，而健康相關最重要的指標之一就是死亡率。試想，如果一種治療會增加死亡率，有人敢使用嗎？因此，死亡率成為評估治療效果的重要總指標。

在 2017 年累積 18 年的資料分析中，結果顯示，在全因死亡率（All-cause mortality，即任何原因造成的死亡）方面，補充荷爾蒙並未造成負面影響，也就是說，補充荷爾蒙組別與安慰劑組別的死亡率相同。如果單看心血管疾病造成的死亡率，補充荷爾蒙組別也與安慰劑組別一致，沒有負面影響；至於各種癌症造成的死亡率，同樣地，補充荷爾蒙組別與安慰劑組別相同，並未造成負面影響。

總體來說，補充荷爾蒙組別在長期追蹤中，整體死亡率、心血管疾病造成的死亡率、癌症造成的死亡率都沒有增加，也就是說，這些數據並不比安慰劑組差。受到 2002 年「女性健康促進計畫」（WHI）公告初步結果的影響，許多人可能以為補充荷爾蒙的女性，長期下來死亡率會比較高，但事實上，客觀的研究數據顯示：並沒有。

這算是還給荷爾蒙補充療法一個公道。

再更進一步看研究數據，會發現一些令人意想不到的結果！

在乳癌造成的死亡率方面，單純補充雌激素（CEE）的女性，比起安慰劑組，其風險減少了 45%。對，妳沒看錯，是減少風險，而不是增加風險，而且是顯著地比安慰劑組減少 45% 的風險。那麼，合併使用雌激素（CEE）和黃體素（MPA)的組別又如何呢？其乳癌死亡率並沒有減少，反而有增加的趨勢，增加了 44%，但這個數據與安慰劑組相比並未達到統計學上的顯著差異。

這個追蹤 18 年的研究報告，同樣發表在權威醫學期刊《美國醫學會期刊》（*JAMA*）。

••• 雌激素降低風險，黃體素反增風險

在前面的章節中，我們提到，「女性健康促進計畫」（WHI）研究累積 18 年追蹤的分析發現，單純使用雌激素（CEE）的女性，其乳癌死亡率風險明顯減少 45%；而合併使用雌激素（CEE）加上黃體素（MPA）的女性，其乳癌死亡率風險反而有增加的趨勢。

那麼,到了 2020 年,又有什麼新的發現嗎?「女性健康促進計畫」(WHI)研究計畫的學者再次發表了累積長達 20 年的追蹤報告,這次是直接針對乳癌來看,分析乳癌的發生率和乳癌造成的死亡率,看看在經過長達 20 年的追蹤後,結果如何。

在乳癌發生率方面,單純使用雌激素(CEE)的女性,風險比安慰劑組顯著減少 22%;而合併使用雌激素(CEE)與黃體素(MPA)的女性,風險比安慰劑組顯著增加 28%。

在乳癌造成的死亡率部分,單純使用雌激素(CEE)的組別,風險比安慰劑組顯著減少 40%;而合併使用雌激素(CEE)與黃體素(MPA)的女性,風險有增加的趨勢,比安慰劑組增加 35%,但尚未達到統計學上顯著的差異。

再回頭比較前面提到的追蹤 18 年的報告和這個追蹤 20 年的報告,妳應該能看出一些端倪。單純使用雌激素(CEE)的女性,其乳癌發生率和乳癌引起的死亡率風險顯著降低;相對地,合併使用雌激素(CEE)與黃體素(MPA)的女性,乳癌發生率顯著增加,而乳癌造成的死亡率風險也有增加的趨勢。這些研究結果同樣刊登在權威

醫學期刊《美國醫學會雜誌》（*JAMA*）。

「女性健康促進計畫」（WHI）研究中所使用的雌激素（CEE），早在 1940 年代就已開始應用於荷爾蒙補充療法。許多女性直覺地認為，因為雌激素會促進乳房發育，所以補充雌激素會增加乳癌風險。但事實真的是如此嗎？「女性健康促進計畫」（WHI）這個大型且長期追蹤的研究顯示，單純使用雌激素（CEE）的女性，在 10 幾年至 20 年的追蹤中，其罹患乳癌風險和乳癌造成的死亡率顯著降低。

這告訴我們，我們自以為的、感覺的、推論的或聽來的資訊，往往與事實有差距，不一定正確。曾經參與「女性健康促進計畫」（WHI）研究的幾位重要專家學者，近期也針對雌激素與乳癌的議題進行了分析。他們回顧了過去幾個重要的荷爾蒙隨機分派研究（Randomized Clinical Trial，簡稱 RCT），包括「女性健康促進計畫」（WHI）研究，在綜合分析後認為，雌激素對乳房的影響是正面的。

對於那些接受過子宮切除術的停經女性，如果想要補充雌激素來治療更年期症狀，這些研究結果提供了證據，讓她們可以有信心且不必擔心雌激素會引發乳癌。這個研究報告刊登在 2022 年女性健康領域的權威醫學期刊《停

經》（Menopause），算是還給荷爾蒙補充療法另一個公道。

•• 單用雌激素風險低，合併黃體素風險高

2021年，《富比世》（Forbes.com）雜誌健康專欄刊登了一篇專文，題為「女性們應該補充雌激素嗎？最新研究顯示：是的」（Should more women be taking estrogen? Recent data says Yes）。文章指出，有些「女性健康促進計畫」（WHI）研究的學者認為2002年的公告有瑕疵，許多臨床研究者對當時的研究結果感到震驚，但無法置喙。美國國家衛生研究院（NIH）當時不顧反對聲音，舉行記者會，宣告了這出乎意料、極為聳動吸睛的研究結果，消息迅速傳播，女性們從此不敢使用荷爾蒙。

儘管「女性健康促進計畫」（WHI）研究提前終止荷爾蒙的使用，但後續追蹤持續進行。2020年發表的累積追蹤長達20年的研究結果顯示，單純使用雌激素（CEE）的女性，其乳癌發生率和乳癌死亡率顯著降低；而合併使用雌激素（CEE）與黃體素（MPA）的女性，乳癌發生率則增加。

這些結果，以及其他荷爾蒙相關研究結果表明，單純補充雌激素（CEE）可以為女性帶來多方面的好處，包括乳房、骨質和心血管健康。然而，合併使用雌激素（CEE）與黃體素（MPA）則帶來不同的結果，這意味著不同的荷爾蒙補充療法效果不一定相同。

從「女性健康促進計畫」（WHI）研究累積追蹤 18 年和 20 年的報告來看，單純補充雌激素（CEE）與合併使用雌激素（CEE）和黃體素（MPA），在乳癌方面確實造成不同結果。而乳癌，正是絕大多數女性擔心使用荷爾蒙的最重要原因。

妳可能會問，為什麼單純使用雌激素（CEE）的女性乳癌死亡率顯著減少，而合併使用雌激素（CEE）和黃體素（MPA）的女性乳癌死亡率卻有增加的趨勢？學者們認為，使用的黃體素（MPA）可能對乳房細胞有負面影響，不僅抵銷了雌激素（CEE）的好處，甚至還增加了風險，因而導致這樣的結果。

那麼，究竟「女性健康促進計畫」（WHI）研究使用的黃體素（MPA）是什麼？有什麼問題？對乳房有什麼影響？有沒有不同的選擇？這是一個根本重要且關鍵的問題，讓我們接著看下去。

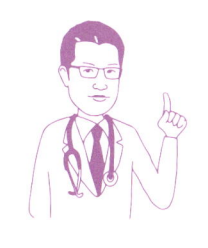

佳鴻醫師的健康叮嚀

★ 「女性健康促進計畫」（WHI）研究成果：單用雌激素的健康優勢
- 單純補充雌激素（CEE）顯示乳癌風險顯著降低，追蹤 10.7 年資料顯示整體乳癌風險降低 23%。
- 在 50 至 59 歲女性中，冠狀動脈心臟病風險下降 41%，心肌梗塞下降 46%，整體死亡率減少 27%。
- 20 年累積研究發現，乳癌發生率降低 22%，乳癌死亡率降低 40%。

★ 黃體素（MPA）的影響：合併療法的風險
- 合併使用雌激素（CEE）與黃體素（MPA）增加乳癌發生率與死亡率風險，乳癌死亡率上升 35%。
- 黃體素（MPA）可能對乳房細胞產生負面影響，抵銷雌激素（CEE）的益處甚至增加風險。

★ **長期追蹤數據：荷爾蒙補充的全面分析**
- 「女性健康促進計畫」（WHI）研究追蹤 18 年，顯示補充雌激素（CEE）對死亡率無負面影響，包括全因死亡率、癌症及心血管疾病。
- 最新數據支持雌激素補充可安全使用，且帶來健康益處，重新肯定其臨床價值。

★ **乳癌風險與荷爾蒙：重新定義的認知**
- 雌激素（CEE）補充療法不僅無增加乳癌風險，還可顯著降低乳癌相關死亡率。
- 研究顯示，與傳統認知相反，單用雌激素（CEE）對乳房健康具正面影響。

★ **醫學界的反思：「女性健康促進計畫」（WHI）研究的意義**
- 「女性健康促進計畫」（WHI）研究的初期結論曾引發全球恐慌，但長期追蹤結果證明許多假設是錯誤的。
- 學者們強調，科學數據需經過審慎全面追蹤與分析，避免錯誤推論造成誤導。

★ **未來方向：荷爾蒙補充療法的優化**
- 後續追蹤研究證實補充雌激素是正面且有益，化解女性朋友不必要的擔憂。
- 黃體素（MPA）的負面影響是關鍵，應探索更安全的替代療法。

自我健康手扎

第 6 章

荷爾蒙補充療法
天然與非天然的較量誰勝出

The devil is in the details.

魔鬼藏在細節中。

——諺語

●●● 荷爾蒙種類繁多，效果不盡相同

我們已經知道，「女性健康促進計畫」（WHI）研究一系列長期追蹤的結果顯示，單純補充雌激素（CEE）和合併補充雌激素（CEE）與黃體素（MPA），對乳房造成不同的結果。許多學者認為，黃體素（MPA）在乳癌風險中扮演了關鍵角色。為了更好地理解荷爾蒙之間的差異，我們需要一些基礎的觀念。

「荷爾蒙」是一個統稱，其中包括許多不同種類的荷爾蒙，各有不同的作用，對身體造成不同影響，例如，雌激素和黃體素是兩種重要的性荷爾蒙。而雌激素包含許多不同的雌激素分子，CEE 只是其中一種；黃體素也包含許多不同的黃體素分子，MPA 只是其中一種。因此，「雌激素」和「黃體素」各別也是不同種類的荷爾蒙統稱。

不同荷爾蒙效果各異，搞清種類才不會錯

打個比方，「汽車」是個統稱，根據產地可以分為國產車和進口車，而這兩類車又可細分為不同的品牌、年份、車款、型號、規格、配備、安全性等。如果我們要精確指出某一部車，不能只說「汽車」，而是要詳細描述它

的各種條件和基本資料,這樣才能確切知道是哪一款車。同樣道理,要瞭解不同荷爾蒙之間的差異,我們也要精確地辨別所指的荷爾蒙究竟是哪一種。

不同的荷爾蒙分子對身體產生的作用不同,不應該混為一談,因此我們應該精確地辨別,「女性健康促進計畫」(WHI)研究中使用的荷爾蒙,究竟是哪一種。偏偏在解讀「女性健康促進計畫」(WHI)研究時容易犯的錯誤之一,就是將不同的荷爾蒙分子混為一談,導致許多人一聽到「荷爾蒙」就認為對身體有害、增加癌症風險,把所有荷爾蒙視為毒蛇猛獸。

在「女性健康促進計畫」(WHI)研究中,學者們發現與乳癌風險增加相關的關鍵荷爾蒙是「醋酸甲羥孕酮」(Medroxyprogesterone acetate,簡稱 MPA)。MPA 是一種人工合成的黃體素。需要特別注意的是,女性體內由卵巢分泌的天然荷爾蒙則是「孕酮」(Progesterone,簡稱 P4),孕酮也被稱為「黃體酮」,其分泌量會隨著更年期及停經逐漸減少。

儘管 MPA 和天然黃體酮在中文資料裡常被統稱為「黃體素」,但它們在分子結構上有顯著差異,必須謹慎辨別。MPA 是經過人工合成製造出來,代謝途徑和作用

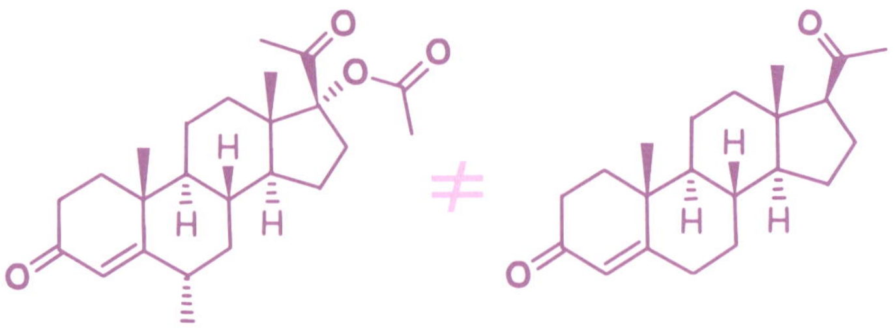

圖4 （左圖）展示「女性健康促進計畫」（WHI）荷爾蒙研究中使用的黃體素（MPA）分子結構，這是一種非生物等同性荷爾蒙；（右圖）則為人體自然分泌的黃體酮（P4）分子結構。兩者在分子結構上存在顯著差異，因此需特別留意區分。

方式與天然黃體酮不同，可能引發不同的生理效應和副作用。這些差異在臨床上十分重要，因為它們可能影響乳癌風險及其他健康相關問題。

名稱相似但不相同，分子結構才是關鍵

黃體素（MPA）和黃體酮（P4）的中文名稱非常相似，容易混淆，但看它們的英文名稱就能分辨不同。再看看它們的分子結構圖，即便沒有理工背景，也能看出不同

之處。分子結構不同，就是不同的物質。或許，它們有相似之處，但不同就是不同。

以汽車為例，有四個輪子和方向盤的是汽車，但我們不會說所有具備四個輪子和方向盤的都是「一樣」的車。同樣地，黃體素（MPA）和黃體酮（P4）都是荷爾蒙，但它們的分子結構不同，屬於不同的物質、不同的荷爾蒙，必須精確區分。本書內文以黃體素（MPA）和黃體酮（P4）分別稱呼，以作區別。

•• 天然與合成荷爾蒙，有效辨識才能放心使用

黃體素（MPA）並非人體內自然存在，也不是女性體內會分泌的荷爾蒙。它是人工合成製造出來，用來模仿人體內黃體酮（P4）作用的一種性荷爾蒙，但其分子結構與黃體酮（P4）不同，屬於非生物等同性或非人體同質性荷爾蒙（Non-bioidentical hormone or Non-body identical hormone），也是「女性健康促進計畫」（WHI）荷爾蒙研究中所使用的。相反地，與人體內分泌的黃體酮（P4）分子一樣的荷爾蒙，屬於生物等同性或人體同質性荷爾蒙

（Bioidentical hormone or Body identical hormone），俗稱天然荷爾蒙。

需要特別說明的是，這裡所謂的「天然」是指，不論從大自然、動物、植物萃取或從實驗室合成，只要最終產物的分子和人體分泌的荷爾蒙分子一樣，就是一樣的東西，即生物等同性或人體同質性，也就是天然荷爾蒙。

總之，黃體素（MPA）和黃體酮（P4）雖然都屬於荷爾蒙，但它們的分子結構不同，作用也不同，因此在醫學上應被嚴格區分，以免混淆。

原子無分別，本質最關鍵

很多人一聽到「天然」兩個字，首先想到的多是來源，認為從大自然取得、或動物取得、或植物取得的，才稱得上「天然」，對人體才好；如果是人為加工或化學合成的，就不是天然。其實，我們周遭的任何物質，凡是吃的、用的、喝的、玩的、穿的、擦的、聞的……想得到的東西，可以說都離不開化學，都是原子組成的。

以「水」為例，天上降雨掉下來的水，妳可能認為這才是「天然」。然而，以化學的角度來看，水是兩個氫原子跟一個氧原子組成，分子式是 H_2O。而透過實驗室酸鹼

中和的化學反應,也會產生兩個氫原子跟一個氧原子的水分子,分子式同樣是 H_2O。這兩種 H_2O,雖然來源與產生方式不同,一個來自於大自然,一個來自於實驗室,但分子組成與結構是一樣的,它們就是一模一樣的東西——我們平常喝的水。

因此,最重要的是要知道這個物質的本質到底是什麼,是否從動物、植物、天然界萃取,或有有無經過人為加工,並不見得是最重要。自然界中也有許多毒物,並不是來自天然界的就一定對人體有益。

理解一個物質的本質,比僅僅看其來源是否「天然」、過程有無人為加工更為重要。科學的進步,讓我們能夠通過科技加工合成方式,獲得與天然來源完全相同的物質,而這些合成物質在本質上與天然來源的物質並無二致。

回到「女性健康促進計畫」(WHI)研究,合併同時使用雌激素(CEE)與黃體素(MPA)的女性,她們使用的黃體素(MPA)是非生物等同性的黃體素(MPA),這種分子人體內不會分泌、原本也不存在於人體內。這對乳癌的發生產生了什麼影響?與生物等同性的黃體酮(P4)又有什麼不同?

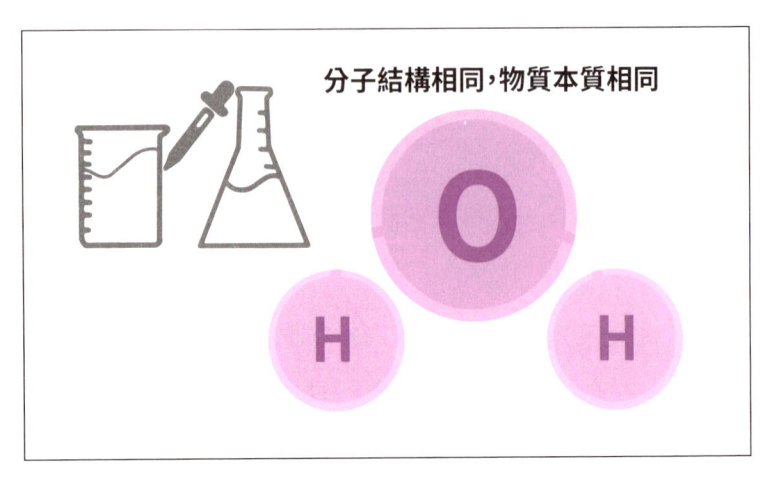

圖 5　實驗室中透過化學反應產生的水分子，兩個氫原子（H）和一個氧原子（O）組成的「水分子（H_2O）」。

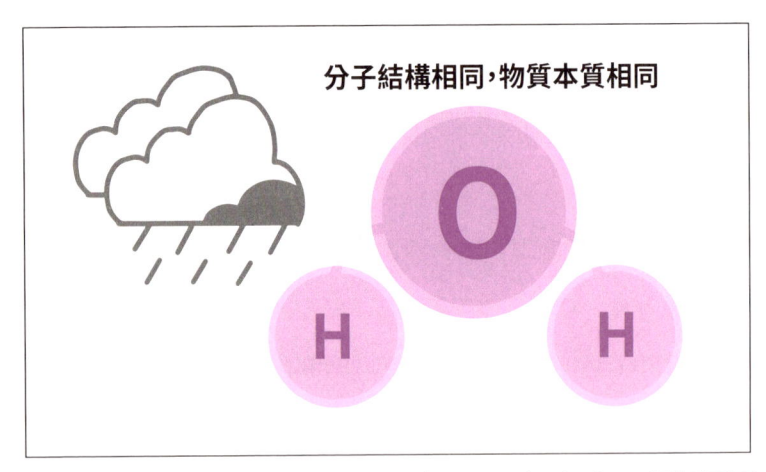

圖 6　天上降下的水分子，兩個氫原子（H）和一個氧原子（O）組成的「水分子（H_2O）」。

●●● 截然不同的黃體酮與黃體素

黃體素（MPA）被合成用來模仿生物等同性黃體酮（P4）的作用，但因為分子結構不同，實際上是兩種不同的物質。因此，在人體內的代謝與生理作用、對乳房的影響、對健康的影響，也有所不同，接下來，我們就來深入探討兩者的差異。

天壤之別：安胎常用 VS. 懷孕禁用

黃體素（MPA）除了能夠對黃體酮受體（Progesterone receptor）產生作用外，還具有黃體酮（P4）本身沒有的其他作用，例如對雄激素受體（Androgenic receptor）和糖皮質激素受體（Glucocorticoid receptor）產生作用。這些原本體內黃體酮（P4）不會產生的額外作用，就會對身體產生負面作用，包括對乳房的影響。

我們舉個例子來說明這些差異。如果查詢黃體酮（P4）及黃體素（MPA）的仿單資料說明，會發現黃體素（MPA）的懷孕分級為「X」，表示懷孕者禁用；相反地，黃體酮（P4）的懷孕分級為「B」，也就是孕婦可以使用。臨床上，黃體酮（P4）常用於不孕及習慣性流產的

孕婦來幫助懷孕前期的安胎。一個是孕婦禁用，另一個是孕婦可用，還有助於安胎，這足以說明非生物等同性的黃體素（MPA）和生物等同性的黃體酮（P4）本質上是不同的東西。

黃體素非黃體酮，名似實不同

值得一提的是，生物等同性的黃體酮（P4）英文名稱為 Progesterone，而非生物等同性的黃體素的統稱為 Progestin，黃體素（MPA）只是眾多黃體素製劑（Progestins）中的一種。「Progesterone」與「Progestin」英文名稱看起來非常相似，容易讓人混淆，但實際上它們代表著不同本質的物質，我們必須在名稱上謹慎地做出區別，不應該混為一談。

然而，事實上，有許多英文文獻會混淆這兩個名詞，互相引用，這不僅容易造成讀者的困擾和混淆，甚至會誤導讀者，這也是許多人誤解生物等同性黃體酮（P4）的原因之一。

總結來說，清楚辨別黃體素（MPA）和黃體酮（P4）在本質與名稱上的不同，對於醫學文獻理解和臨床應用至關重要，才能避免不必要的誤解及可能的副作用與風險。

雌激素單用降風險，黃體素選擇很關鍵

在 2017 年發表的追蹤長達 18 年的「女性健康促進計畫」（WHI）研究論文中，學者們提到，單純使用雌激素（CEE）的女性，後續追蹤中發現她們的乳癌發生率降低。相反地，同時合併使用雌激素（CEE）與黃體素（MPA）的女性，乳癌發生率卻增加。學者們認為，這樣分歧的結果可能是黃體素（MPA）對於乳房造成了負面影響。

那麼，如果使用的是生物等同性的黃體酮（P4），結果會有所不同嗎？

法國一項從 1990 年到 2002 年進行的大規模前瞻性世代研究（EPIC-E3N study），針對 40 到 65 歲中年女性長期追蹤，目的是探討癌症的危險因子，追蹤了將近 8 萬多名女性。研究進一步分析同樣有合併使用雌激素與黃體素的女性中，如果使用不同的黃體素，乳癌發生的風險是否會有所不同。結果顯示，使用的黃體素不同，乳癌發生的風險明顯不一樣！使用天然黃體酮（P4）的女性，乳癌風險與未使用荷爾蒙的女性相比並未增加；相反地，若使用的是非生物等同性的黃體素，整體乳癌風險增加了 69%！其中，如果是使用黃體素（MPA），乳癌風險增加 48%。

另一個系統性回顧與統合分析研究中，學者統整了許

多荷爾蒙與乳癌相關的研究進行分析，想瞭解使用生物等同性黃體酮（P4）或非生物等同性黃體素對乳癌產生的影響有何不同。分析結果顯示，相較於非生物等同性黃體素，使用生物等同性黃體酮（P4），乳癌的相對風險降低了 33%，即乳癌發生的風險明顯較低。

黃體酮濃度關鍵，乳癌風險大減

瑞典科學家於 2006 至 2008 年在卡羅林斯卡大學醫院（Karolinska University Hospital）進行了一項隨機分派的前瞻性研究。研究對象為停經後健康且無乳房疾病的女性，隨機分為兩組：

- 一組使用非生物等同性的雌激素（CEE）和黃體素（MPA），這就是女性健康促進計畫—雌激素併用黃體素（WHI－CEE＋MPA）研究中使用的合成荷爾蒙。
- 另一組使用生物等同性的雌二醇（E2）和黃體酮（P4）。

兩組受試者在使用荷爾蒙的兩個月前後都進行了乳房

組織穿刺切片檢查,以觀察乳房細胞的變化。結果顯示,非生物等同性荷爾蒙組的乳房細胞增生明顯增加,而生物等同性荷爾蒙組的細胞增生則無顯著變化。

生物等同性黃體酮(P4)與非生物等同性黃體素(MPA)有顯著不同,尤其是對乳房組織的影響。例如,「女性健康促進計畫」(WHI)研究中使用的黃體素(MPA)是一種合成的非生物等同性黃體素,可能會增加乳房細胞的增生風險。

在 1980 年代,美國約翰霍普金斯大學的研究人員針對 1,000 多名不孕女性進行長期追蹤研究,分為兩組:

◆ 一組因體內黃體酮(P4)濃度不足而不孕。
◆ 另一組則因其他非荷爾蒙因素而不孕。

經過 10 幾年的追蹤,結果顯示,體內黃體酮(P4)不足的女性在停經前罹患乳癌的風險是另一組的 5.4 倍,全因死亡率則是 3.3 倍。

另一項研究中,英國的學者針對罹患乳癌且需手術的停經前女性,探討在不同黃體酮(P4)濃度時進行手術對乳癌預後的影響。他們在女性手術時抽血檢測黃體酮

（P4）濃度，將手術時黃體酮（P4）濃度高於 4ng/mL 的女性歸為一組，濃度低於 4ng/mL 的歸為另一組。結果顯示，手術時黃體酮（P4）濃度較高的女性，其乳癌治療的預後存活率明顯優於濃度較低者，尤其在乳癌已侵犯到淋巴結的女性中，這樣的好處更加明顯。學者總結指出，手術時的黃體酮（P4）濃度對未來乳癌治療的預後有明顯關聯。

法國的學者也進行了黃體酮（P4）與乳癌的研究，他們針對尚未停經且即將接受手術的乳癌女性，在手術前約 10 天，每天在乳房上塗抹黃體酮（P4），並檢測血液及乳房組織中的荷爾蒙濃度，以及觀察乳房細胞的分裂增生情況。結果顯示，塗抹黃體酮（P4）的女性，其乳房組織中的黃體酮（P4）濃度明顯升高，而乳房細胞的增生情況明顯低於安慰劑組別。

這些臨床研究表明，生物等同性黃體酮（P4）對乳房組織和乳癌不僅無害，還有正面的影響。甚至，近期跨國學者的研究顯示，生物等同性黃體酮（P4）可用於治療乳癌！

黃體酮居然還可以用來對抗乳癌！

2015 年，來自英國、澳洲、美國的學者在乳癌與黃體酮（P4）的研究上有了重要的發現：黃體酮受體（Progesterone receptor）在乳癌中確實扮演重要角色。黃體酮（P4）會與黃體酮受體結合，開啟一系列反應，就像鑰匙與鑰匙孔的配對才能開鎖一樣。黃體酮受體的作用可以調控雌激素受體（Estrogen receptor）的功能及基因表現，進而抑制乳房細胞的增生，並改善乳癌治療的預後。這項重要發現發表在頂尖科學期刊《自然》（*Nature*）。

到了 2016 年，來自同一研究團隊的英國及澳洲學者針對各種非生物等同性黃體素及黃體酮（P4）與乳癌的研究，提出幾點重要結論，包括：生物等同性黃體酮（P4）並不會增加乳癌風險，而非生物等同性黃體素則可能與乳癌風險增加有關。更令許多人感到意外的是，根據他們的研究，生物等同性黃體酮（P4）甚至可以輔助乳癌治療，改善乳癌治療效果，尤其是復發性的乳癌。這些學者認為，生物等同性黃體酮（P4）不僅不會增加乳癌風險，還能用於治療乳癌。這項結果呼應了前述許多 1980 至 1990 年代的臨床研究，證實體內黃體酮（P4）較高的乳癌女性患者，其預後較好。

英國與澳洲跨國研究團隊的領導人物——澳洲的帝利（Tilley）教授認為，傳統乳癌治療多使用阻斷荷爾蒙的方法，對女性生活品質常有嚴重負面影響，而使用黃體酮（P4）的治療，則不會影響生活品質。這些研究成果對那些傳統治療效果差的復發性乳癌患者來說，開啟了乳癌治療的新頁。然而，因為大多數人對荷爾蒙的誤解，這種治療未能廣泛使用，實在相當可惜。希望通過這些研究，可以改變大家對荷爾蒙的看法，幫助更多女性。此研究論文發表在頂尖癌症醫學期刊《自然回顧──癌症》（*Nature Reviews Cancer*）。

黃體酮全面保護，黃體素副作用多

生物等同性黃體酮（P4）與非生物等同性黃體素（MPA），除了在乳房組織造成截然不同的影響之外，還在其他許多生理作用上對身體造成不同影響。或許有人以為黃體酮（P4）既然是女性的性荷爾蒙之一，其作用僅限於女性的生殖系統或生理期，其實不然。荷爾蒙的作用往往是全面、廣泛且複雜的。

根據研究，黃體酮（P4）的作用非常多元，除了比較為人熟知的有助於胚胎著床、穩定懷孕及胚胎發育、治

療不孕及減少流產風險、穩定子宮內膜、治療子宮異常出血、治療子宮內膜異位等這些跟生殖系統相關的作用外，黃體酮（P4）還具有許多生殖系統以外的重要生理作用。例如，它有助於增進骨質密度、改善睡眠、治療熱潮紅及盜汗等更年期症狀、改善經前症候群、減緩焦慮情緒、平衡壓力荷爾蒙皮質醇（Cortisol）對骨質造成的負面影響，並對血管內皮功能、血管擴張及血流等心血管健康相關因子有所助益。

　　黃體酮（P4）是生成其他性荷爾蒙，如雌二醇（E2）和睪固酮（Testosterone）及腎上腺荷爾蒙，如皮質醇（Cortisol）和醛固酮（Aldosterone）的上游原料。而這些荷爾蒙在調節體內電解質和水分、調控血壓和維護心血管健康、生殖系統功能和第二性徵的發育、以及血糖和代謝等重要生理功能方面，都起著至關重要的作用。

　　黃體酮（P4）在神經系統中也扮演了重要角色，它是一個重要的神經固醇（Neurosteroid），是胎兒腦部發育時不可或缺的因子之一。事實上，黃體酮（P4）並非只有卵巢會製造分泌，研究發現，在腦部神經系統發展過程中，腦部的神經元細胞及神經膠質細胞（Glial Cell）會自行合成黃體酮（P4），這與神經細胞及分子信息的運作、

髓鞘（Myelin）形成、神經調控、學習、情緒、記憶等生理功能密切相關。此外，懷孕期間，胎兒腦部內的黃體酮（P4）分泌增加，因此科學家認為，黃體酮（P4）在神經細胞分化及神經迴路形成過程中也扮演重要角色。另外，黃體酮（P4）還具有重要的神經保護作用，有助於創傷性腦損傷（Traumatic Brain Injury）後的神經修復、減少神經組織損傷、促進髓鞘再生，改善腦傷預後。

口服的生物等同性黃體酮（P4）經肝臟代謝後產生的代謝產物如別孕烷醇酮（Allopregnanolone）及孕烷醇酮（Pregnanolone），這些代謝產物都是神經傳導物質（Neurotransmitter），會進一步調控腦部內的 GABAa 受體，產生穩定情緒、抗焦慮、抗憂鬱、緩解疼痛、幫助睡眠的效果，有助於緩解更年期及停經女性的睡眠困擾及情緒障礙。

相反地，非生物等同性的黃體素（MPA）卻可能造成憂鬱、疲勞、頭痛、痠痛、性慾減低、體重增加、長痘痘、頭暈噁心等副作用，甚至可能對血糖調控造成負面影響並增加血栓風險，這些都是與生物等同性黃體酮（P4）截然不同之處。

一項針對使用荷爾蒙補充療法的停經女性所做的研

```
                    膽固醇
                  (Cholesterol)
                       ↓
                    孕烯醇酮
                  (Pregnenolone)
                       ↓
                    黃體酮
                  (Progesterone)
         ↙             ↓             ↘
    糖皮質素                         皮質酮
  (Glucocorticoids)              (Corticosterone)
                                      ↓
     皮質醇                         礦物皮質固醇
    (Cortisol)                   (Mineralocorticoids)

                                      醛固酮
                                   (Aldosterone)
  性荷爾蒙
                       ↓
                    雄性激素
                   (Androgens)
              ↙              ↘
         睪固酮                雌激素
      (Testosterone)         (Estrogens)
                ↘           ↙
                    雌二醇
                  (Estradiol)
```

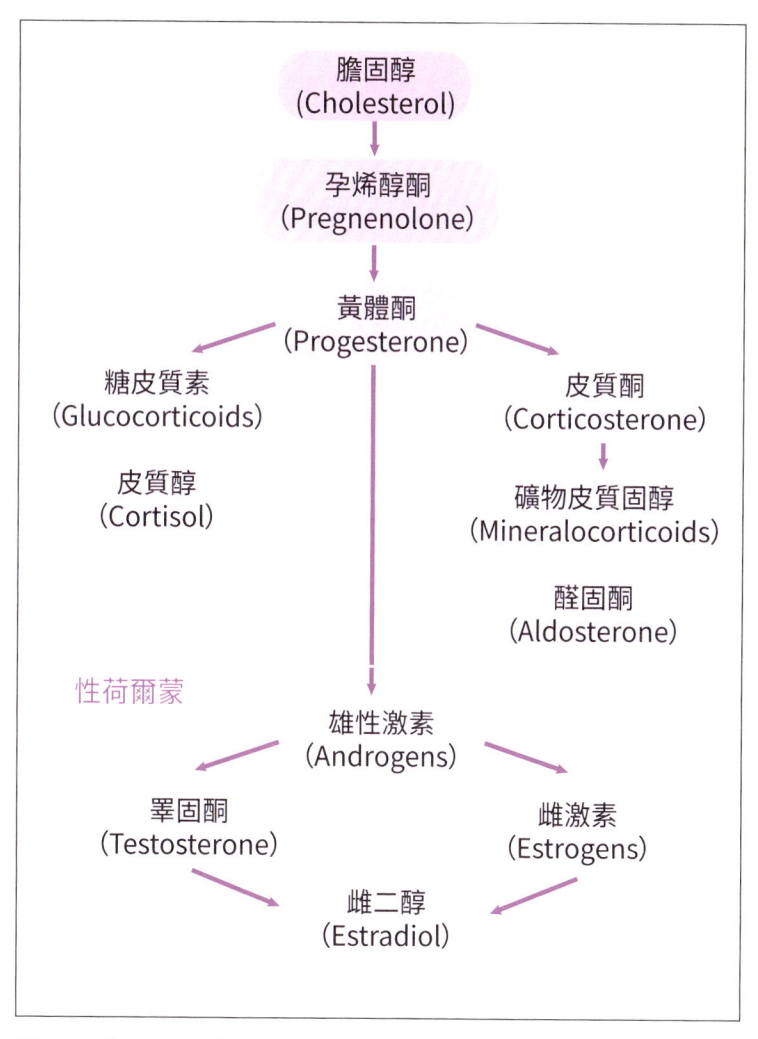

圖7 體內各種荷爾蒙製造途徑簡圖：黃體酮（P4）作為多種荷爾蒙的上游原料，在荷爾蒙合成中扮演關鍵角色。

究，比較了使用生物等同性黃體酮（P4）或非生物等同性黃體素（MPA），在各種不同症狀及生活品質上的差異。結果顯示，使用生物等同性黃體酮（P4）的女性，在身體症狀：血管舒縮症狀、焦慮、憂鬱、睡眠、認知等各方面症狀的改善均明顯優於使用非生物等同性黃體素（MPA），不僅生活品質改善更為明顯，副作用也較少。

••• 荷爾蒙選對選錯，乳癌風險大不同

種種研究文獻資料都一再證明，生物等同性黃體酮（P4）與非生物等同性黃體素（MPA）是截然不同的兩種荷爾蒙。前者不會增加乳癌風險，而後者則可能會增加乳癌風險。這是許多研究，包括動物實驗、人體試驗、流行病學研究及統合分析等研究，都一再證實的結論。

雖然非生物等同性的黃體素（MPA）是被合成來產生類似生物等同性黃體酮（P4）的效果，它可以跟黃體酮（P4）一樣對黃體酮受體產生作用，因此對子宮內膜可以產生穩定及保護效果，避免內膜過度增生及病變。然而，因為這些非生物等同性的黃體素在結構上、人體內的代謝、效力、對其他受體的作用、細胞內產生的作用，乃

至於臨床上對健康造成的結果等，都與生物等同性黃體酮（P4）全然不同，因此，千萬不能、也不應該把它們混為一談或一視同仁，它們並沒有類效應（Class Effect），本質上就是不同的。

2022 年，美國婦產科學會（American College of Obstetrics and Gynecology，簡稱 ACOG）的官方醫學期刊《婦產科學》（*Obstetrics & Gynecology*，俗稱綠色期刊 *Green journal*）刊登了一份研究報告，分析各種不同的雌激素與黃體素或黃體酮（P4）對於乳癌風險的不同影響。結論指出：

- 雌激素不會增加乳癌風險。
- 生物等同性黃體酮（P4）也不會增加乳癌風險。
- 跟乳癌風險增加有關的是非生物等同性的黃體素。

這個近期剛出爐的分析報告，再次為黃體酮（P4）及黃體素（MPA）在乳房組織產生的不同影響，做了重要論證。看到這裡，妳應該已經瞭解到，荷爾蒙並非都一樣。對於更年期或停經女性來說，如果真的需要長期補充荷爾蒙，妳會選擇使用「女性健康促進計畫」（WHI）研究中

使用的黃體素（MPA），還是生物等同性黃體酮（P4）呢？

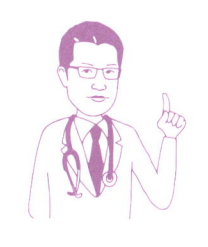

佳鴻醫師的健康叮嚀

★ **荷爾蒙分類與影響：天然與合成的本質差異**
- 黃體酮（P4）屬於生物等同性荷爾蒙，分子結構與人體分泌的相同。
- 黃體素（MPA）為人工合成，分子結構不同，屬於非生物等同性荷爾蒙。
- 非生物等同性荷爾蒙的作用與副作用截然不同，需謹慎區分與使用。

★ **黃體素與黃體酮的選擇：乳癌風險的關鍵**
- 生物等同性黃體酮（P4）不會增加乳癌風險，甚至有助乳癌治療。
- 非生物等同性黃體素（MPA）增加乳癌發生與乳房細胞增生風險。
- 法國和瑞典研究證實，使用黃體酮（P4）的女性不會增加乳房細胞增生風險。

★ **黃體酮的多元益處：健康效應超越生殖系統**
- 黃體酮（P4）不僅有助於生殖健康，還能增強骨骼、改善睡眠和情緒。

- 對神經系統有保護作用,促進神經修復並減少焦慮與情緒波動。
- 有助於心血管健康,包括改善血管功能與血流狀況。

★ **非生物等同性黃體素(MPA):副作用不可忽視**
- 常見副作用包括憂鬱、疲勞、性慾降低、體重增加與血糖調控問題。
- 增加血栓風險及對乳房細胞的負面影響,對健康不利。
- 臨床研究顯示,使用非生物等同性黃體素的副作用明顯多於黃體酮(P4)。

★ **黃體酮的臨床應用:從安胎到乳癌治療**
- 黃體酮(P4)在安胎與治療不孕中廣泛應用,且對乳房組織無害。
- 研究證明,生物等同性黃體酮(P4)能輔助乳癌治療,改善患者預後。
- 黃體酮(P4)的多元作用,包括穩定荷爾蒙平衡及促進神經修復,顯著優於黃體素(MPA)。

★ **荷爾蒙補充療法的未來方向：回歸科學，正確選擇，提升健康**
- 荷爾蒙選擇應基於分子結構與作用機制的科學實證，避免混淆。
- 生物等同性荷爾蒙對乳房無害，甚至有益，有助降低慢性病風險，提升生活品質。
- 現代研究為荷爾蒙補充療法提供了安全指引，鼓勵女性合理應用。

自我健康手扎

第 7 章

WHI 研究的荷爾蒙恐慌
風險真的那麼大嗎

Knowledge is the antidote to fear.

知識是恐懼的解藥。

──拉爾夫・沃爾多・愛默生（Ralph Waldo Emerson），
作家，美國思想家

••• 數據驚人但別誤解,實際影響其實有限

2002年女性健康促進計畫—雌激素併用黃體素(WHI－CEE＋MPA)研究發表的初步結果指出,合併同時補充雌激素(CEE)與黃體素(MPA)的女性,罹患乳癌的風險比安慰劑組增加26%。這看似驚悚的26%,嚇壞了所有女性。然而,這26%是怎麼來的?實際上到底代表什麼意義?我們試著更進一步來分析,以更透徹地瞭解。

科學研究中,在數據資料的計算統計上有明確的方法和定義,唯有透過這樣嚴謹的方式,我們才能真正明確地分辨其中的差別,而不是光靠「感覺」。因此,我們常說,讓數據來說話。另外,這些分析出來的數據如何在真實情況中被正確地解讀和應用,也是非常重要的一點。

回顧女性健康促進計畫—雌激素併用黃體素(WHI－CEE＋MPA)的研究報告,提到「乳癌風險比安慰劑組增加26%」。聽起來嚇人的數據,就讓我們仔細看看這個數據背後的意義。

數據有範圍,風險要細看

在統計學中,科學家經常使用「95% 信賴區間」來評

估實驗結果的準確性。信賴區間的概念可以理解為一個包含可能結果的數據範圍，而「95% 信賴區間」則表示我們有 95% 的信心，認為真正的結果位於這個範圍之內。這種方法能幫助研究者有效評估數據的可靠性與穩定性。

例如，在臨床試驗中，安慰劑的數值通常設定為「1」，作為基準點，意即不會對結果產生明顯影響。若治療組的數值高於「1」，則代表治療可能會增加某種風險；反之，若數值低於「1」，則說明治療可能具有降低風險的效果。

透過信賴區間與數值比較，研究者能更加準確地判斷治療方案的潛在影響，幫助醫學決策者在臨床應用中選擇更為安全和有效的方法。

舉例來說，當 A 治療跟安慰劑組相比，其產生副作用的風險比，估計落在 1.2 至 1.5，表示 A 治療造成副作用的機率是安慰劑組的 1.2 至 1.5 倍，比安慰劑組（1 倍）多出 20 至 50%，因為 1.2 至 1.5 都比 1 大，所以我們可以說 A 治療的副作用風險，確實比安慰劑組高；相對地，如果估計是落在 0.8 至 1.3，表示 A 治療造成副作用的機率是安慰劑組的 0.8 倍（比較少）至 1.3 倍（比較多），由於這個區間包括了 1，也就是跟安慰劑組一樣，所以我

們不能夠確切地說 A 治療跟安慰劑在副作用的發生率上有明顯差別,因為它有可能是跟安慰劑一樣。

因此,當風險比的信賴區間包含了「1」時,我們不能貿然斷定實驗組與對照組之間存在顯著差異。回頭看看女性健康促進計畫—雌激素併用黃體素(WHI－CEE＋MPA)研究報告中的原始數據,當初說的「荷爾蒙組的乳癌風險比安慰劑組增加 26％」,也就是補充荷爾蒙的風險是 1.26,但它的信賴區間就包括「1」,換句話說,不應該貿然斷定補充荷爾蒙所增加的乳癌風險比安慰劑組高。

簡單白話一點來說,補充荷爾蒙與安慰劑組的乳癌風險並無顯著差異。再說,經過嚴謹的校正各項可能的干擾變數後,結果仍顯示補充荷爾蒙組的乳癌風險與安慰劑組相比,沒有明顯差異。這些在 2002 年研究報告中的數據分析問題,在許多後續「女性健康促進計畫」(WHI)研究的進一步分析報告中均被學者提及。

假設我們退一步說,即使補充荷爾蒙組真的明顯比安慰劑組增加了 26％ 的乳癌風險,那麼這個增加的風險究竟意味著什麼?26％ 算多還是少?每個人對風險的感覺可能不同,這到底有多嚴重呢?我們可以從不同角度來分

析比較，並試著應用到實際情況中，就會對這個風險數值有更清晰的認識。

相對風險驚人，絕對風險微小

討論風險值的表達方式之前，我們先來瞭解相對風險（Relative Risk，簡稱 RR）及絕對風險（Absolute Risk，簡稱 AbR）的差異。看到這些專有名詞可能會覺得頭痛，但請不要急，這非常重要。雖然這是統計學上的名詞，可能妳不具備相關專業背景，但這些概念其實並不難懂，且日常生活中也經常用到。理解這些概念後，妳會對「女性健康促進計畫」（WHI）研究所稱的「風險」有更正確且貼近現實的認識，從而避免被誤導。未來，妳也能夠自行正確解讀數據，做出正確的判斷。

☆ 相對風險（RR）

指實驗組（補充荷爾蒙組）發生某事件的機率，與對照組（安慰劑組）發生該事件的機率的比值。例如，在「女性健康促進計畫」（WHI）研究中，相對風險是由補充荷爾蒙組及安慰劑組兩組的罹癌數據相比計算而來。我們假設實驗組的乳癌發生率是 2%，對照組是 1%，那麼

相對風險就是 2 倍，從 1% 到 2%，實驗組的「相對風險」增加了 100%。

☆ 絕對風險（AbR）

則是指某事件在該組別中實際的發生率。以前述舉例來說，實驗組的絕對風險是 2%，對照組的絕對風險是 1%，這 1% 跟 2% 的差距，表示實驗組的「絕對風險」增加了 1%。

同樣的數據，不同的表示方式，一個是「相對風險」增加 100%，另一個是「絕對風險」增加 1%，感受是不是大不同？因此，不要僅是看到相對風險而下定論，理解絕對風險有助於我們更實際全面地評估風險的全貌。

許多醫學臨床實驗的研究結果，常常會使用相對風險增加或減少幾個百分比的方式來表達，這個相對風險的數字，往往讓多數民眾感到吃驚。但當我們要實際應用到現實臨床狀況做判斷時，除了看「相對值」，更應該看「絕對值」及其差距，因為相對值的百分比變化很大，實際絕對值變化看起來可能微乎其微。

舉個生活中大家熟悉的例子：買彩券。買一張樂透彩券要中頭獎的機率大約是 1,400 萬分之一，這相當於

0.0000071%的機率,機率很低、微乎其微,大家都知道。那如果,有一天,一位自稱神通廣大、法力無邊、預測精準、人人崇拜、包妳發財的大師告訴妳:「哈哈哈,我有辦法,讓妳中頭獎的機率提高100%!」妳會不會驚訝地想:「哇!真的嗎?!100%,那真是太棒了!大師,您快告訴我啊!」

這時候的妳,可能覺得自己即將中頭獎,人生從此就要起飛了吧?

「好,這個方法就是⋯⋯再多買一張彩券。」妳可能會覺得:「從買一張彩券,變成買兩張,搞什麼嘛?!」

這看似笑話,但我們來看看,中頭獎的機率從1,400萬分之一增加為1,400萬分之二,相對值確實是增加了100%,可是實際情況是,絕對值的差距是1,400萬分之一,只增加了1,400萬分之一的機率(0.0000071%),依舊是微乎其微啊!妳真的認為自己要變成頭獎幸運兒嗎?

理解這些風險概念能夠幫助妳更準確地解讀研究結果數據,避免被片面數據誤導,也才能做出更有利於自己健康的正確決策。

乳癌風險增加 26% 好嚇人？其實是每萬人多 8 例

我們回到「女性健康促進計畫」（WHI）研究。在 2002 年記者會上發表初步結果時，各家媒體幾乎都以「荷爾蒙會增加乳癌風險」為標題大肆報導，全球媒體強力放送，而民眾看到這樣聳動的新聞標題，大概也只有接收到「荷爾蒙會導致乳癌」的印象，至於研究報告中的其他內容都顯得不重要、不知道、也不會記得了，畢竟，人對於聳動的負面消息總是印象更深刻、記憶久遠。

但這個女性健康促進計畫—雌激素併用黃體素（WHI－CEE＋MPA）研究在 2002 年提到的 26% 乳癌風險，究竟是如何？根據原始刊登於 2002 年《美國醫學會期刊》（*JAMA*）的研究論文，合併同時補充雌激素（CEE）與黃體素（MPA）的女性，在治療期間，其乳癌風險跟安慰劑組別相比，增加了 26%。

26% 耶！聽起來很嚴重、嚇死人對吧！真是天大的好題材啊，怎麼可能不被大肆報導？

但要注意幾點：第一、如同前述我們提到的，這個 26% 並沒有符合統計學上顯著差別的定義。第二、26% 是實驗組跟安慰劑組互相比較出來的相對值。前面的彩券笑話我們提到，從買一張彩券變成買兩張彩券，相對值增

加了 100%，看起來差很多，但實際絕對值是 1,400 萬分之一那麼微小。而依照女性健康促進計畫—雌激素併用黃體素（WHI－CEE＋MPA）研究進行 5.6 年的資料計算，這個被大幅報導、統計上其實沒有達到顯著差異的相對值 26%，如果去看安慰劑組跟實驗組的絕對風險（AbR），它的真實數據是：

- 安慰劑組別：每年每一萬名女性，會有 30 位乳癌發生。
- 合併同時補充雌激素（CEE）與黃體素（MPA）的組別：每年每一萬名女性，會有 38 位乳癌發生。

這些數據顯示出，雖然相對風險增加了 26%，但絕對風險的差異並沒有那麼顯著。這也提醒我們，解讀醫學研究數據時，需要仔細分析數據背後的確切意義，而不僅僅依賴聳動吸睛的標題。

各位女性朋友，請再一次仔細看看這個絕對風險的真實數據。看完後，是不是與「女性健康促進計畫」（WHI）研究在記者會上公告的、媒體大肆報導的 26% 風險，有著完全不同的感受？

為什麼安慰劑組別也會有乳癌發生？因為癌症的發生往往不是單一因素造成，而是由多種因素共同影響的結果，可能與年齡、種族、性別、基因、環境、生活習慣及健康狀態等相關。因此，安慰劑組的重要性在於它代表了基本的背景值，也就是當女性沒有使用荷爾蒙時，本來就有一定比例的女性會因為其他因素而罹患乳癌。

　　當我們探討補充荷爾蒙是否會增加乳癌風險時，必需要有實驗組和安慰劑組進行比較，才能確定補充荷爾蒙本身對乳癌的影響，而不是將所有罹癌案例都歸因於荷爾蒙補充。

　　那麼，真正歸因於荷爾蒙療法的乳癌絕對風險有多少呢？聰明的妳，應該知道答案了！沒錯，就是安慰劑組和實驗組之間的差距，也就是 38 減去 30，等於 8 位。也就是，實際上，每年每 1 萬個合併補充雌激素（CEE）與黃體素（MPA）的女性，會比使用安慰劑的組別多出 8 個乳癌案例！

　　這才是更貼近現實且有感的數據解讀方式，更能讓人瞭解風險意義的數字。同樣的研究數據，不同的解讀方式，一種說法是每年每萬名治療者會增加 8 位乳癌案例，另一種說法是治療會讓風險增加 26%。兩相比較，哪個更

嚇人？哪個更聳動？哪種說法更吸引眼球？

荷爾蒙致癌風險是否可怕？
日常風險更值得關注

那麼，每年每 1 萬名女性中會多出 8 個案例，也就是平均每 1,250 名女性中就會多出現 1 個案例，這樣的發生率是什麼概念？到底算高還是算低呢？

我們知道，臨床上的處置或治療，多多少少會產生一些不良反應。有些治療的不良反應較多，有的則較少；有些不良反應較嚴重，有的則較輕微；有的不良反應機率高，有的機率低。依照世界衛生組織（WHO）的藥物臨床安全指引，可以將藥物產生的不良反應機率做個分類，如下表所示，每 1 萬人中會產生 8 個案例，是小於千分之一的風險，而這樣小於千分之一的風險，在世界衛生組織（WHO）的分類中被歸類為「罕見風險」。

我們舉個常見的例子來說明比較，讓大家對於不良反應發生的機率有更進一步的認識和感覺。相信許多人應該有吃過非類固醇類的消炎止痛藥（Non-steroidal anti-inflammatory drug，簡稱 NSAID）的經驗吧，這類藥物具

發生率	定義
非常常見 (Very common)	≧10%
常見 (Common; Frequent)	≧1%及＜10%
不常見 (Uncommon; Unfrequent)	≧0.1%及＜1%
罕見 (Rare)	≧0.01%及＜0.1%
非常罕見 (Very rare)	＜0.01%

圖8　世界衛生組織（WHO）藥物不良反應頻率分級。

有消炎、止痛、退燒的效果。舉凡頭痛、發燒、關節痛、痠痛、經痛、感冒喉嚨痛等症狀，都可能會使用這類藥物來緩解。有的人還會自行購買並隨身攜帶，以備不時之需，只要身體有任何疼痛不適就隨時服用一顆。

在國外，這類藥物也是常見的，隨處可在超市或藥局架上自行購買。許多人從日本購買的「EVE 止痛藥」，就屬於這類藥物。但是，妳知道嗎？這類大家普遍使用的 NSAID 藥物是有副作用的，其中包括消化道潰瘍、消化道出血、腎臟損傷等。根據藥害救濟基金會的資料，使用 NSAID 類藥物可能引起急性腎損傷，發生率為 1% 到 5%，在年長者或本身有腎臟疾病者的風險甚至更高！

1%到5%的發生率！當妳習以為常地，隨身攜帶並經常服用消炎止痛藥時，有沒有想過它可能帶來的不良反應？而且這樣的發生率遠高於每1萬人中僅有8個案例的罕見風險！

再舉一個日常生活中更常見的例子：交通事故。除非妳完全足不出戶，否則，只要妳走出家門，不管是走路、開車、搭車等，都可能有發生事故的風險，差別在於風險大或小。我們就來看看統計數字怎麼說。

根據內政部警政署統計室公告的資料，2021年的道路交通事故共有35萬8,221件，平均每日發生981件；以肇事率來看，每1萬輛機動車輛的肇事件數是159.58件；其中自用小客車是每1萬輛發生150.19件，機車是每1萬輛發生141.04件。

當各位在外開車或騎車時，其實都冒著一定的風險，因為每1萬輛機車或自用小客車的事故發生率是140到150件。尤其是開車或騎機車上下班的朋友，要特別小心，每天都在冒著風險討生活，因為肇事率最高的時間就是在早上8點至10點及下午4點至6點的上下班尖峰時刻！

以這樣每1萬輛就有140至150件的交通事故發生率，

與上述合併同時使用雌激素（CEE）與黃體素（MPA），每 1 萬名女性會比安慰劑多出 8 位的乳癌風險相比，各位是不是對於風險大小比較有感、比較一目了然了呢？

••• 乳癌風險需仔細辨析，別讓錯誤資訊誤導妳

實際臨床情境中，我們都知道，「乳癌」是所有女性在考量荷爾蒙補充療法時，心中最大的疑慮和擔憂。因此，如何與女性朋友們正確溝通並有效傳遞乳癌風險的資訊顯得特別重要。學者針對不同風險值的表達方式與民眾的風險認知進行研究，使用的就是「女性健康促進計畫」（WHI）研究中的乳癌風險數據，針對一群停經後女性，探討她們對於荷爾蒙與乳癌風險的認知，是否會因風險值表達方式不同而改變。

研究結果顯示，當使用相對風險（RR）來溝通時，有超過 80% 的女性認為乳癌與補充荷爾蒙有關；當使用絕對風險（AbR）來溝通時，只有約 40% 的女性認為有關；當使用可歸因風險（Attributable Risk，為實驗組及安慰劑組兩組絕對風險的差距，簡稱 AR）來溝通時，只有

約 30% 的女性認為乳癌與補充荷爾蒙有關，且有超過一半的女性認為乳癌與補充荷爾蒙無關。顯然，同樣的研究數據，透過不同的表達方式，會影響女性對於乳癌風險的認知。因此，如何精確表達、有效溝通是一門藝術。科學數據本身是冰冷的、中性的，而醫療是一門結合科學與溝通的藝術。

當我們在解讀「女性健康促進計畫」（WHI）荷爾蒙研究的各種風險值時，不要只被相對風險的數值或媒體報導嚇到，應該看看絕對風險的數值及差距，這才是更貼近臨床現實、對個人來說更切身有感、也更有助於傳達並瞭解治療實際影響的方式。一般民眾恐怕很難有管道去知道真實的研究數據，或較難做出正確的解讀，因此，專業醫療人員正確解讀這些數據，並根據個別狀況提供個人化、符合健康益處的諮詢和建議，顯得尤為重要。畢竟，是否使用荷爾蒙補充療法，會深深影響女性下半生的健康與生活品質。許多人以為、聽說、覺得補充荷爾蒙會導致乳癌，但實際上卻沒有真正去瞭解這個風險的意義。

經過前述說明，帶著大家一步步來解讀這個風險值，就會知道，如果仔細看這些研究數據，會發現這其實是一個「罕見」但在現實生活中被無限放大的風險。或許有人

會問,雖然屬於罕見的機率,但乳癌畢竟讓人害怕,沒有人想罹癌,哪怕只是微乎其微的機率,最好連這樣的風險都沒有不是更好嗎?

確實,對於健康,我們都希望追求更好、更理想。如果一項治療效果很好,但可能產生極常見卻輕微的不良反應,多數人在利弊權衡之下,覺得不良反應還算可以接受,那麼可能還是會願意承擔這個風險來接受治療。相反地,如果不良反應是嚴重的(例如乳癌),哪怕機率很低,恐怕有些人就會猶豫再三,會考慮值不值得為了治療效果來承擔這個雖罕見但卻嚴重的風險。

這時,如果有一個同樣有效,但沒有這些嚴重副作用的治療,那是不是更好呢?荷爾蒙補充療法有沒有這樣的選擇?答案是有的!既然合併使用雌激素(CEE)與黃體素(MPA)可能會產生乳癌風險,那麼,有什麼方法可以避免這個罕見的乳癌風險呢?看過前面幾個章節的內容,妳應該已經知道,答案就是:使用生物等同性黃體酮(P4),而非黃體素(MPA)。

使用生物等同性黃體酮(P4)是一個更安全有效的選擇,不僅不會增加罹患乳癌的風險,還帶來其他許多健康益處,幫助維持更年期或停經女性的生活品質。正確理解

並選擇合適的治療方案,是女性健康地邁向人生下半場的重要一步。

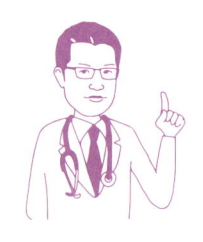

佳鴻醫師的健康叮嚀

★ 「女性健康促進計畫」（WHI）研究的乳癌風險：正確解讀數據避免誤解
- 「女性健康促進計畫」（WHI）研究指出合併補充雌激素與黃體素的女性乳癌風險增加26%，但統計顯示此數據並未達顯著差異。
- 相對風險（26%）雖驚人，但實際絕對風險每萬人僅增加8例乳癌案例。
- 正確解讀風險需理解相對風險與絕對風險的區別，以避免被數據誤導。

★ 絕對風險的真相：避免被數據嚇到
- 「女性健康促進計畫」（WHI）研究中補充荷爾蒙的女性每年每萬人乳癌風險由30例增至38例，差異僅8例。
- 絕對風險的差距微小，屬於世界衛生組織（WHO）分類中的「罕見風險」。
- 理解風險數據的表達方式，能避免因過度強調相對風險而產生不必要恐慌。

★ **荷爾蒙補充療法：安全選擇的關鍵**
- 「女性健康促進計畫」（WHI）研究顯示非生物等同性的黃體素（MPA）可能增加乳癌風險，而生物等同性黃體酮（P4）則無此風險。
- 使用生物等同性黃體酮（P4）不僅更安全，還能改善更年期女性的生活品質。
- 正確選擇荷爾蒙補充療法可有效避免潛在健康風險，提升治療效果。

★ **媒體與數據解讀：如何避免風險誤導**
- 「女性健康促進計畫」（WHI）研究的 26% 風險常被媒體過度渲染，忽略數據背後的真實意義。
- 風險表達方式影響公眾認知，絕對風險比相對風險更貼近實際情況。
- 醫療數據溝通應以準確、貼近現實的方式，避免引發不必要恐懼。

★ **日常風險比較：重新評估乳癌風險的意義**
- 荷爾蒙補充療法每年每萬人多出 8 例乳癌，此罕見風險低於日常使用消炎止痛藥副作用或交通事故的概率。

- 理解數據的真實背景有助於正確評估治療風險，避免以偏概全的解讀。
- 健康決策應結合風險與效益，選擇最適合的治療方案。

★ **生物等同性荷爾蒙：更年期健康管理的未來選擇**
- 生物等同性黃體酮（P4）不僅可避免乳癌風險，還具多種健康益處。
- 使用正確的荷爾蒙補充療法可幫助更年期女性安全地改善症狀，提升生活品質。
- 荷爾蒙補充療法需依專業建議量身選擇，確保安全與有效性。

第 8 章

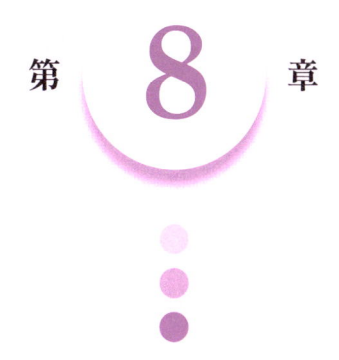

荷爾蒙療法的好處
為什麼這些被忽略了

We focus on what we know and neglect what we do not know,
which makes us overly confident in our beliefs.

我們專注於我們所知的，忽略我們不知道的，
這使我們對自己的信念過於自信。

——丹尼爾・卡尼曼（Daniel Kahneman），
心理學家，諾貝爾獎得主，《快思慢想》作者

••• 擔心乳癌風險增加？
　　事實是荷爾蒙療法反而能降低死亡率

在 2002 年「女性健康促進計畫」（WHI）研究記者會之後，全球各家媒體的大幅報導和聳動標題，成功切中了女性對乳癌的擔憂。因此，大多數女性對荷爾蒙補充療法的印象，只有增加乳癌風險。即使經過相關變數校正後，這個風險其實和安慰劑組並無顯著差異，甚至即便存在也是屬於「罕見」風險（完整說明，詳見第 7 章）。然而，荷爾蒙補充療法帶來的其他益處在這樣強烈的負面印象下，幾乎被忽視了。

究竟使用荷爾蒙補充療法會帶來哪些好處呢？除了許多研究證實它是緩解更年期血管舒縮症狀（如熱潮紅、盜汗）及生殖泌尿道症狀最有效的治療，能有效改善生活品質之外，我們來看看，在「女性健康促進計畫」（WHI）荷爾蒙研究累積追蹤多年的報告中，針對年齡 50 至 59 歲的這群女性，補充荷爾蒙有哪些好處。

之所以看 50 至 59 歲這個族群，是因為這是門診中最常因更年期或停經問題而就醫的女性年齡層。我們再複習一次，2002 年研究報告提到的乳癌風險，真實發生率的

數據解讀是:每年每一萬名合併補充雌激素(CEE)與黃體素(MPA)的女性,會比安慰劑組多出 8 個案例。我們也同樣用實際發生率的差異,來看看補充荷爾蒙比安慰劑組多出的益處有哪些。

有效降低疾病風險,荷爾蒙療法助妳健康

根據權威的女性健康機構——北美停經學會(NAMS)發表的 2022 年荷爾蒙療法官方聲明,在「女性健康促進計畫」(WHI)研究追蹤達 13 年的報告中,提供了以下數據:

☆ **女性健康促進計畫—單用雌激素(WHI－CEE)的組別與安慰劑組相比:**

- 冠狀動脈心臟病風險:每年每萬名女性少 11 個病例。
- 乳癌風險:每年每萬名女性少 5 個病例。
- 大腸癌風險:每年每萬名女性少 3 個病例。
- 任何癌症風險:每年每萬名女性少 8 個病例。
- 任何骨折風險:每年每萬名女性少 16 個病例。
- 任何原因造成的死亡風險:每年每萬名女性少 11

個病例。
- 糖尿病風險：每年每萬名女性少 26 個病例。

☆ **女性健康促進計畫—雌激素併用黃體素（WHI－CEE＋MPA）的組別與安慰劑組相比：**
- 任何骨折風險：每年每萬名女性少 25 個病例。
- 任何原因造成的死亡風險：每年每萬名女性少 10 個病例。
- 糖尿病風險：每年每萬名女性少 11 個病例。

別只怕乳癌風險，荷爾蒙療法益處多多

這些數據顯示，當女性們擔心罕見的乳癌風險時，可能忽略了荷爾蒙補充療法帶來的明顯益處。尤其是任何原因造成的死亡風險，不論是單純補充雌激素（CEE），還是合併補充雌激素（CEE）與黃體素（MPA），都是降低的。此外，如果使用生物等同性黃體酮（P4），而不是黃體素（MPA），是可以避免掉乳癌風險的。因此，正確理解並選擇合適的荷爾蒙療法對女性健康至關重要。

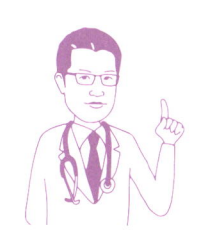

佳鴻醫師的健康叮嚀

★ **荷爾蒙療法的全面益處：不只是緩解更年期症狀**
- 荷爾蒙療法是改善更年期血管舒縮症狀（如：熱潮紅、盜汗）及生殖泌尿道症狀最有效的方法。
- 能顯著提升生活品質，對年齡 50 至 59 歲的女性特別有效。
- 研究表明，其對健康的長期益處被廣泛忽視，需要重新獲得重視。

★ **乳癌風險錯置：實際數據與誤解的差距**
- 「女性健康促進計畫」（WHI）研究的數據顯示乳癌風險增加屬「罕見」風險，實際每年每萬人多 8 例。
- 使用生物等同性黃體酮（P4）可有效避免乳癌風險，成為更安全的選擇。
- 過度關注乳癌風險可能導致忽略其他更常見且可預防的健康問題。

★ **預防疾病：荷爾蒙療法的多重健康益處**
- 單純補充雌激素（CEE）：每年每萬名女性少 11 例冠心病、5 例乳癌及 26 例糖尿病。
- 合併補充雌激素（CEE）與黃體素（MPA）：每年每萬名女性少 25 例骨折及 10 例死亡案例。
- 荷爾蒙療法能有效降低骨折、糖尿病及其他疾病風險。

★ **死亡風險下降：荷爾蒙療法的隱形優勢**
- 單純補充雌激素（CEE）可降低每萬名女性每年 11 例因任何原因造成的死亡案例。
- 合併補充雌激素（CEE）與黃體素（MPA）亦降低每萬名女性每年 10 例死亡風險。
- 使用荷爾蒙療法可能延長生命，改善健康的總體指標。

★ **科學數據支持：正確選擇療法的重要性**
- 北美停經學會（NAMS）2022 年聲明肯定荷爾蒙療法的多重健康益處。
- 正確理解科學數據有助於消除恐懼，做出明智的健康決策。

- 使用生物等同性黃體酮（P4）能避免風險，最大化健康收益。

★ **荷爾蒙療法的再評估：選擇合適治療的關鍵**
- 荷爾蒙療法的益處不僅在於緩解症狀，更在於降低多種疾病風險。
- 女性應在專業建議下選擇合適的荷爾蒙療法，以達到最佳效果。
- 正確認知乳癌風險，避免因誤解而錯失預防疾病、健康促進的良機。

自我健康手扎

第 9 章

解讀 WHI 研究
如何在荷爾蒙療法中找到平衡

Be a voice, not an echo.

要成為原創的聲音,而不是重複的迴響。

——阿爾伯特・愛因斯坦(Albert Einstein),
物理學家,諾貝爾獎得主

••• 停經影響心血管，荷爾蒙調節助維持健康

美國學者於2020年在英國醫學期刊《心臟》（*Heart*）發表了研究報告，探討「21世紀：停經及荷爾蒙補充療法」。報告中提到，停經女性因為失去了雌激素，對心血管健康造成重大負面影響，包括高血壓和心血管疾病風險增加。大量研究顯示，荷爾蒙特別是雌激素對心血管有多方面的正面助益，包括：

- 增強心肌及血管內皮細胞的抗發炎抗氧化能力。
- 提高細胞粒線體（細胞內的重要發電廠，用以製造能量）的功能。
- 減少因壓力帶來的粒線體氧化壓力。
- 增加血管內一氧化氮的合成，促進血管舒張。
- 預防心肌及內皮細胞的壞死凋亡。
- 預防高血壓（停經後女性容易罹患高血壓）。
- 減少心肌病變的發生。

●● 荷爾蒙補充不需怕，及早開始讓健康美麗雙收

因此，對大多數停經女性而言，荷爾蒙補充療法非常重要。然而，許多女性深受「女性健康促進計畫」（WHI）研究的影響，該研究使用的是非生物等同性荷爾蒙，與女性卵巢分泌的雌二醇（E2）及黃體酮（P4）不同，並在人體中產生不同效應，我們不應該繼續受到「女性健康促進計畫」（WHI）研究的負面影響。停經女性應補充的是與人體卵巢分泌相同的荷爾蒙，即生物等同性的雌二醇（E2）及黃體酮（P4）。

國際停經學會（International Menopause Society，簡稱 IMS）的前主席、澳洲雪梨大學婦產科教授羅德‧巴伯（Rod Baber），擔任國際停經學會的官方醫學期刊《更年期》（*Climacteric*）主編。他在 2022 年學會期刊中撰寫專文，針對「女性健康促進計畫」（WHI）研究的影響提出了理性且中肯的見解。他認為，「女性健康促進計畫」（WHI）這個大型研究確實教了我們很多事情，提供了許多值得進一步探討和學習的資訊。不可否認，從 2002 年初步發表至今，「女性健康促進計畫」（WHI）研究的影

響深遠,時至今日,這種負面效應仍深深影響著許多女性。然而,最重要的是,我們必須正確解讀「女性健康促進計畫」(WHI)的研究報告,而不是錯誤解讀或過度推論,導致好幾世代的女性對荷爾蒙聞風喪膽。

的確,就如羅德・巴伯教授所說,我們應該客觀且理性地解讀「女性健康促進計畫」(WHI)的研究結果。數據本身是客觀且中性的,關鍵在於我們如何解讀和應用這些數據,這將真正影響我們的決策和健康。

從「女性健康促進計畫」(WHI)研究發表的一系列相關報告以及其他荷爾蒙研究顯示,荷爾蒙補充療法並非不可使用,補充荷爾蒙本身也沒有不好。相反地,這些研究讓我們更清楚地知道,如果要補充荷爾蒙,又要避免女性最擔心的乳癌風險,那麼應該使用生物等同性荷爾蒙。而且,越早開始補充荷爾蒙,健康效益越大。

•• 荷爾蒙療法需因人而異,
　　掌握時機效果加倍

哈佛醫學院知名學者喬安・E・曼森(JoAnn Elisabeth Manson)教授參與了整個「女性健康促進計畫」(WHI)

研究計畫，並發表了多篇相關研究報告。她長期專注於女性健康領域，並於 2020 年與其他學者針對「女性健康促進計畫」（WHI）研究撰寫了一篇題為「女性健康促進計畫（WHI）荷爾蒙研究：我們學到的教訓」（The Women's Health Initiative trials of menopausal hormone therapy: lessons learned）專文，刊登於著名醫學期刊《停經》（*Menopause*）。文中提到幾項重點，值得中年女性朋友們參考：

- 荷爾蒙補充療法的使用需要個別化的專業評估。
- 根據整個研究的追蹤結果，越早使用荷爾蒙（年齡小於 60 歲或停經 10 年內），整體的好處遠大於壞處，冠狀動脈心臟疾病的風險降低高達 30 至 40%。
- 對於受到更年期或停經症狀困擾、有睡眠問題、生活品質差且剛停經不久的女性，如果沒有特別的禁忌症，荷爾蒙補充療法是可以被建議使用的。
- 「女性健康促進計畫」（WHI）研究中使用的是單一處方荷爾蒙－非生物等同性雌激素（CEE）與非生物等同性黃體素（MPA），因此這樣的研究結果不應該套用到其他不同的荷爾蒙。其他研究顯示，

生物等同性黃體酮（P4）對於乳癌風險比較沒有影響。
- 在瞭解相關風險時，使用絕對值比相對值更能提供患者正確且實際的概念。

喬安‧E‧曼森教授的研究強調了荷爾蒙補充療法的個別化評估及早期使用的重要性，這些發現對於提高中年女性的生活品質及未來長期健康具有重要意義。

佳鴻醫師的健康叮嚀

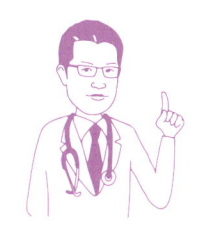

★ **停經與心血管健康：荷爾蒙補充的正面影響**
- 停經後雌激素減少，增加高血壓與心血管疾病風險。
- 雌激素可增強心肌抗發炎能力、提升粒線體功能、減少氧化壓力。
- 促進血管舒張，預防高血壓及心肌壞死，改善心血管健康。

★ **荷爾蒙補充療法：重新認識其價值**
- 「女性健康促進計畫」（WHI）研究數據需正確解讀，不應因負面影響忽視其益處。
- 使用生物等同性荷爾蒙（E2、P4）能避免乳癌風險，效果更安全。
- 荷爾蒙補充有助於減少更年期不適，改善生活品質。

★ **荷爾蒙補充的時機：早期使用益處更多**
- 停經 10 年內或年齡小於 60 歲開始補充，冠心病風險降低達 30% 至 40%。

- 對更年期症狀明顯、睡眠困擾及生活品質差的女性，建議考慮補充療法。然而，進行任何療法前，應諮詢專業醫師，評估個人健康狀況，權衡療法的益處與可能風險，以確保安全與療效。
- 提早使用荷爾蒙，健康效益最大化。

★ **生物等同性荷爾蒙的重要性：安全且有效**
- 「女性健康促進計畫」（WHI）研究使用非生物等同性荷爾蒙，結果不能套用於生物等同性荷爾蒙。
- 生物等同性荷爾蒙（P4）不會增加乳癌風險，更適合長期使用。
- 正確選擇荷爾蒙類型可避免不必要風險，提升健康保護效果。

★ **荷爾蒙療法的個別化應用：精準治療是關鍵**
- 使用荷爾蒙需依患者健康狀況個別評估，而非一體適用的標準化處方。
- 絕對值的風險解讀比相對值更能幫助患者做出正確決策。
- 專業醫療評估和個別化方案是提升荷爾蒙療法成功率的核心。

第三部分

生活策略

打造防護網,避免健康風險

第 **10** 章

安潔莉娜・裘莉的乳癌風險
她的故事告訴我們什麼

Knowledge is power. Information is liberating.
Education is the premise of progress, in every society, in every family.

知識就是力量。資訊讓人自由。
教育是每個社會、每個家庭進步的前提。

——科菲・安南（Kofi Annan），
迦納外交官，聯合國第七任祕書長，諾貝爾和平獎得主

••• 生物等同性荷爾蒙,不會增加乳癌風險

至此,我們應該已經瞭解到,對於正在經歷更年期及停經的一般女性來說,正確地使用生物等同性荷爾蒙補充療法(Bioidentical hormone replacement therapy,簡稱BHRT),其實是不會增加乳癌的風險,而且好處遠大於壞處。我們提到過,癌症的發生往往非單一因素決定,而是多種因素交互作用下產生的結果。

先天無法改變的因素包括基因、年紀、種族和性別等;後天可控制的環境因子則有飲食營養、運動、睡眠、壓力、環境毒素、慢性發炎、疾病狀態和生活型態等。然而,就乳癌而言,有一群人天生就帶有高風險,該怎麼辦?荷爾蒙療法對這群女性又有什麼影響?

BRCA 變異風險高,定期篩檢保健康

我們先簡單瞭解一下 BRCA 基因。本身帶有 BRCA 基因變異的女性,在年輕時罹患卵巢癌和乳癌的風險比一般女性高,且有家族遺傳的傾向。BRCA 基因變異主要有兩種:BRCA1 及 BRCA2,這兩種基因變異都會增加年輕罹癌的風險。

乳癌目前有良好的篩檢工具，有助於早期發現和早期治療，治癒率高達九成以上。因此，我常常建議女性朋友們，不論本身是否屬於乳癌高風險，也不論有無乳癌家族史，一定要定期做篩檢。而本身有家族史或帶有高風險基因的人，更不能忽略篩檢的重要性。

至於卵巢癌，由於沒有像乳癌一樣具有有效，且可以定期檢查並幫助早期發現的篩檢工具，因此，醫療建議上有一種降低卵巢癌風險的方法，即雙側輸卵管卵巢切除手術（Risk-reducing salpingo-oophorectomy，簡稱 RRSO）。最有名的例子是全球知名女星安潔莉娜裘莉（Angelina Jolie）。

高風險基因不用怕，正確評估防病變

安潔莉娜裘莉曾以「我的醫療抉擇（My medical choice）」為題投書《紐約時報》，敘述她所做的醫療決定以及心路歷程。她的母親在 40 多歲時先後罹患乳癌和卵巢癌，經過將近 10 年的抗癌，於 56 歲時過世。安潔莉娜裘莉的阿姨同樣也罹患了乳癌，在乳癌確診後經檢查才知道帶有 BRCA1 基因變異，並於 61 歲時過世，她的家

族中有許多女性死於卵巢癌。

安潔莉娜裘莉透過基因檢測發現，自己同樣帶有BRCA1基因變異，醫生評估她罹患乳癌的風險達87%，罹患卵巢癌的風險達50%。為了不要像家人一樣死於乳癌或卵巢癌，讓自己可以免於這些風險的威脅，她決定進行手術。在2013年37歲時切除雙側乳房，之後於2015年進行了雙側輸卵管卵巢切除手術。由於她是國際知名巨星，她當時所做的醫療決定，不僅造成轟動被大肆報導，之後也不斷被拿出來討論。

提早停經風險高，補充荷爾蒙助預防

在進行完雙側輸卵管卵巢切除手術後，女性就失去了卵巢，也就是直接進入停經狀態。研究顯示，這群因為接受治療而提早停經的女性，因為提早失去了荷爾蒙，未來罹患心血管疾病、骨質流失、代謝問題、腦部認知功能退化等疾病的風險會大幅上升。另外，也因為提早失去荷爾蒙，許多更年期的症狀會提早出現，症狀甚至比在正常年紀（約51歲）才停經的女性來得更加嚴重，這對生活品質及性生活會造成嚴重影響。

此時，最有效緩解症狀、也有助於預防未來疾病風險

的方法就是荷爾蒙補充療法，安潔莉娜裘莉也的確使用了生物等同性荷爾蒙補充療法（BHRT）。安潔莉娜裘莉做了雙側乳房切除術及雙側輸卵管卵巢切除術，她可以不用擔心乳癌及卵巢癌高風險的威脅。那麼，是不是每個帶有高風險基因變異的女性都需要這麼做呢？這需要專業的醫療評估並考量每位女性個別的狀況，超出本書的討論範圍。

然而，我們應該知道，癌症的成因很多且複雜，並非完全都是基因的問題。帶有 BRCA 基因變異固然風險會提高，但實際上有高達八成到九成的罹癌女性本身是沒有乳癌家族史的。我們在後面的章節也會提到，許多生活型態的風險因子都會增加罹患乳癌的風險。因此，對絕大多數的女性來說，儘量控制好這些後天的風險因子並且定期做篩檢，才是正確的預防之道。

回過頭來說，卵巢癌沒有良好的早期篩檢工具，因此手術是一個可以考慮的選擇（如同安潔莉娜裘莉），而如果在年輕時就選擇切除卵巢，就會直接進入停經狀態；相對地，乳癌有良好的篩檢工具，因此可以選擇定期篩檢追蹤，不一定要選擇切除乳房，這樣就可以保有乳房。

那麼，有一個更切身實際的問題來了，相信這也是許

多女性朋友會想知道的，那就是，對於沒有做乳房切除術而本身又是高風險（帶有BRCA基因變異）的女性來說，補充荷爾蒙會不會增加罹患乳癌的風險？

••• 高風險也能安心，
荷爾蒙療法助妳改善健康

關於這個問題，美國頂尖克里夫蘭醫學中心（Cleveland Clinic）專注於女性健康及乳癌領域的學者彼得森（Pederson）醫師及巴杜爾（Batur）醫師所做的分析報告可以提供我們參考。他們針對荷爾蒙療法對具有乳癌高風險的女性產生的影響進行了研究，研究結果刊登在權威醫學期刊《停經》（*Menopause*）。

首先，他們提到，大多數的更年期女性症狀並沒有獲得妥善的治療，尤其是那些本身就是乳癌高風險的女性。而既然荷爾蒙補充療法是緩解更年期症狀最有效的方式，那麼，對於這群本身帶有高風險基因、又已經步入更年期的女性來說，究竟使用荷爾蒙療法會有什麼影響呢？大家尤其關注的是，會不會增加罹患乳癌的風險？報告的幾個重點如下：

- **乳癌風險無顯著增加**：前瞻性的追蹤研究指出，帶有 BRCA1 基因變異且做過卵巢切除術的女性，有使用荷爾蒙療法跟沒有使用者相比，乳癌風險並沒有增加。這意味著即使在高風險人群中，荷爾蒙療法也是相對安全的。
- **生物等同性荷爾蒙更安全**：相較於非生物等同性的黃體素，使用生物等同性黃體酮（P4），對於心血管有較佳的保護效果，且對乳癌風險不會有負面影響，甚至可能降低風險。
- **生活品質改善**：做過卵巢切除手術之後，有使用荷爾蒙療法的女性，整體生活品質是比較高的。荷爾蒙補充療法能有效緩解更年期症狀，提高生活質量，這對於提早停經的女性尤其重要。
- **健康益處大於風險**：整體而言，對於因手術而提早進入停經的年輕女性來說，荷爾蒙補充療法所帶來的健康益處遠大於風險。不僅能改善生活品質，還能降低冠狀動脈心臟病和骨質疏鬆風險，甚至降低整體死亡率。

此外，美國及義大利學者分別綜合了不同研究並做了

統合分析（meta-analysis），針對帶有 BRCA1 及 BRCA2 基因變異且做過輸卵管卵巢切除手術的女性，分析手術後使用荷爾蒙療法對乳癌風險的影響。分析結果同樣指出，荷爾蒙療法並沒有增加這群女性的乳癌風險。近期一篇刊登在醫學期刊《停經》（*Menopause*）的社論中，探討荷爾蒙療法與乳癌風險，並提出許多相關研究證據，進一步消除民眾心中的疑慮，結論再次驗證，對於帶有 BRCA 基因變異的女性來說，荷爾蒙療法不僅不會增加乳癌風險，還能明顯改善手術後的更年期症狀、性生活及整體生活品質。

　　如果對於這群天生帶有高風險乳癌基因的女性來說，荷爾蒙補充療法並不會增加乳癌風險，那麼，對於大多數沒有帶有高風險基因的女性，當然也不用特別擔心。那麼，真正該擔心的風險是什麼？如果想要避免乳癌的威脅，該怎麼做呢？接下來，我們將進一步探討有效的預防措施。

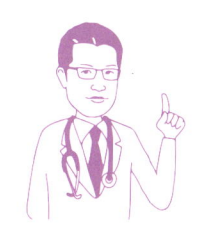

佳鴻醫師的健康叮嚀

★ **生物等同性荷爾蒙的安全性:避免乳癌風險的最佳選擇**
- 生物等同性荷爾蒙補充療法(BHRT)不會增加乳癌風險,益處遠大於潛在壞處。
- 癌症的發生由基因與環境因子共同影響,正確使用荷爾蒙可降低風險。
- 生物等同性荷爾蒙對乳癌及心血管健康影響正面,是安全選擇。

★ **BRCA 基因變異的挑戰:篩檢與預防同樣重要**
- 帶有 BRCA 基因變異的女性,其乳癌及卵巢癌風險高,需定期篩檢以早期發現。
- 卵巢癌篩檢工具有限,雙側輸卵管卵巢切除手術(RRSO)經專業評估,是可考慮的有效降低風險方式。
- 乳癌篩檢工具完善,定期檢查是高風險女性的首選預防策略。

★ 提早停經的風險：荷爾蒙補充療法的保護作用
- 提早停經增加心血管疾病、骨質流失及認知退化風險。
- 荷爾蒙補充療法緩解更年期症狀，提升生活品質及性生活滿意度。
- 使用生物等同性荷爾蒙可減少手術後疾病風險，改善長期健康狀況。

★ 高風險基因女性的治療選擇：荷爾蒙療法的科學支持
- 帶有 BRCA 基因變異並接受卵巢切除手術的女性，使用荷爾蒙療法不會增加乳癌風險。
- 生物等同性黃體酮（P4）相較於非生物等同性黃體素，更安全且具有心血管保護效果。
- 研究顯示，荷爾蒙補充療法對高風險女性有明顯健康益處。

★ 荷爾蒙療法的綜合益處：健康與生活品質雙提升
- 荷爾蒙補充療法可降低冠狀動脈心臟病、骨質疏鬆及整體死亡率。
- 提早停經女性使用荷爾蒙療法，能改善更年期症狀及日常生活功能。
- 科學數據證實，荷爾蒙療法的健康效益超越大多數人對其風險的誤解。

第 11 章

戰勝乳癌
SAFE Life 策略的實戰操作

Insanity is doing the same thing over and over again and expecting different results.

瘋狂是一再做同樣的事情卻期待不同的結果。

——諺語

••• 乳癌風險難預料，積極行動不用怕

乳癌是女性最常見的癌症，根據世界衛生組織（WHO）的統計資料，所有女性的癌症當中有 25% 是乳癌。而衛生福利部的資料也顯示，臺灣女性的乳癌發生率，17 年來都是在女性癌症排行榜中排行第一。因此，女性朋友害怕和擔心罹患乳癌的心理是可以理解的。

然而，要預防乳癌，不能只是單純的擔心和緊張，而是要採取積極的行動來降低風險、趨吉避凶。首先，我們需要瞭解乳癌的危險因子和保護因子，其中有些無法控制的因素，例如遺傳基因、性別、年齡、種族和家族史等，我們無法改變，因此，我們應該集中精力在那些我們可以控制的因素上。

例如，使用生物等同性黃體酮（P4）補充療法並不會增加乳癌風險。許多女性對荷爾蒙療法存在刻板印象，認為補充荷爾蒙會導致乳癌，這是源於對荷爾蒙的不瞭解。這樣的誤解讓許多女性錯失了荷爾蒙療法所帶來的健康益處及更年期症狀緩解的機會。

臺灣的學者研究發現，從 1975 年到 2015 年，臺灣女性乳癌的發生率不斷攀升。即便在 2002 年「女性健康促

進計畫」（WHI）公告初步研究結果後，臺灣女性的荷爾蒙使用率大幅下滑，但乳癌的發生率依舊持續上升，顯然是受到荷爾蒙之外的其他因素影響。

•• 預防乳癌從生活開始， 掌控健康 SAFE 口訣記心上

根據許多乳癌危險因子的相關研究，女性朋友如果真的在意乳癌、害怕乳癌，並希望預防乳癌、降低其發生率或死亡率，應該在日常生活中注意以下幾項自己可控制的因子。口訣「SAFE Life」（表2），建議如下，請參見下頁表格。

這些影響因素主要是生活型態（Lifestyle）的調整與改變。這些措施看似簡單，但若能在日常生活中持之以恆，不僅可以顯著降低罹患乳癌的風險，還可以降低罹患其他癌症及慢性退化性疾病的風險，幫助自己更健康。每個人都應該從自身做起，積極改變生活習慣，掌握自己的健康主導權。以下我們逐一說明：

| 表 2 | 預防乳癌的 SAFE 守則

字母	口訣
S	定期乳房篩檢（Screen） 適當紓壓（Stress） 良好睡眠（Sleep）
A	避免肥胖、高糖高油精製食品、菸酒毒（Avoid）
F	多纖維多原型食物（Fiber and whole Food）
E	運動（Exercise） 避免環境荷爾蒙（EDC）

Screen：想預防就別拖，定期篩檢才有用

國民健康署提供 45 至 69 歲女性每 2 年一次的免費乳房攝影檢查，自 2025 年起，更是擴大年齡層為 40 至 74 歲。

行動
定期乳房篩檢、適當紓壓和保持良好睡眠。這些措施有助於及早發現異常、緩解壓力並增強免疫系統，有效降低乳癌風險並促進整體健康。
保持健康體重對預防乳癌極為重要，尤其是在更年期後，肥胖與過多的體脂肪會增加乳癌風險。避免酒精攝取也非常關鍵，研究表明飲酒會增加乳癌風險。此外，吸菸與多種癌症有關，包括乳癌，因此戒菸對健康有諸多益處。總的來說，避免肥胖、酒精、菸製品，是有效預防乳癌的策略。
健康飲食當然有助於降低乳癌風險。多攝取蔬菜纖維、優質蛋白質、堅果和優質脂肪、適量水果、全穀類，減少精製加工食品，多攝取原型食物，能有效預防乳癌。
規律運動和避免環境荷爾蒙可以有效降低乳癌風險。每週至少進行 150 分鐘的中等強度運動或 75 分鐘的高強度運動，有助於減少發病率。規律運動有助維持健康體重並增強免疫系統。同時應避免接觸環境荷爾蒙，進一步減少乳癌風險。

根據資料顯示，定期進行乳房攝影檢查（Mammography）可降低41%的乳癌死亡率。在醫療技術日新月異的時代，若能早期發現並接受治療，乳癌的 5 年整體存活率可達

85% 以上;若在零期或一期即發現,治療後的 5 年存活率接近 100%。

定期篩檢與定期健檢的目的在於審視自身健康狀況,若有異常,可以早點介入處理,達到早期發現、早期治療和良好預後的效果。然而,在門診中常遇到一些女性朋友,口口聲聲擔心乳癌,但定期的乳房檢查卻不去做,這種心態與行動的矛盾是否令人困惑呢?這樣真的是有心想預防乳癌嗎?

這種情況就如同一位想要減肥的人,總是說著想變瘦、減少體脂肪和縮小腰圍,但日常生活中的不健康飲食和缺乏運動的習慣卻不改變,這樣怎麼可能成功呢?可別以為是在流星下許願,心想事成真能實現啊!

希望大家能真正重視自己的健康,積極參與定期檢查,早期發現和治療,從而有效降低乳癌的風險。

Stress:適當紓壓,別讓健康被壓垮

壓力雖然無形,卻可以成為壓垮健康的最後一根稻草!現代人難免面臨壓力,許多人甚至被長期慢性壓力所困擾,卻未必自知,健康也因此慢慢受損。壓力可能引起腸漏症,進而導致身體慢性發炎,影響內分泌系統、免疫

系統、代謝系統和心血管健康，甚至增加罹癌風險。

　　國內學者曾研究女性自覺壓力對乳癌風險的影響，結果發現，自覺壓力大的女性罹患乳癌的風險增加了 65%。壓力通常來自生理和心理對壓力源的反應，同樣的事件，有些人覺得無關緊要，而有些人則會時常掛念、擔心焦慮。壓力源往往難以控制，但我們可以改變面對壓力源的心態，試著不讓壓力對生理或心理造成負面影響。

　　因此，學習如何紓緩壓力、轉換心念、調適自我，對現代人來說尤為重要。我們可以通過運動、冥想、興趣愛好等方式來舒解壓力。保持良好健康的生活習慣和積極的心態，將有助於我們維持健康，減少壓力帶來的負面影響。

Sleep：睡不好別再忍，改善睡眠健康才能穩

　　失眠是國人常見的健康問題之一，且趨勢逐漸增加。根據衛福部統計資料，2021 年臺灣民眾使用的安眠藥超過 10 億顆，是亞洲第一，使用人數達 440 多萬，相當於每 5 個人中就有 1 人有睡眠困擾，而中年人中有高達 80% 的人有睡眠障礙。睡眠對健康的重要性不言而喻，一旦睡不好，會影響白天的精神、活力、腦力、情緒、記憶、專

注力、生產力和工作效率。而長期睡眠不良，更會增加代謝疾病、心血管疾病、慢性發炎及癌症的風險。

失眠或睡眠障礙在中年女性中特別常見，尤其在經歷更年期及停經時，由於體內荷爾蒙濃度變化，容易引發睡眠問題，這也是更年期症狀之一。在門診中，常聽到女性朋友訴說她們深受睡眠障礙所苦，雖嘗試從飲食、運動、紓壓及生活型態各方面調整，效果卻不顯著，已經很久沒有體驗到一覺醒來精神飽滿的感覺。

臺灣學者曾針對停經前後的中年女性進行研究，結果顯示超過 60% 的女性睡眠品質不好，且疲勞與憂鬱症狀與睡眠品質密切相關。改善睡眠有許多方法與技巧，研究指出，荷爾蒙補充療法是其中一種有效方式，不僅能改善中年女性的更年期症狀，也可提升睡眠品質。前述章節中提到的生物等同性黃體酮（P4）對睡眠有正面幫助，其改善效果優於非生物等同性黃體素（MPA）。

在現代社會中，壓力與失眠是兩大影響健康的無形障礙，我們應學會適當調適壓力，保持良好的睡眠習慣，才能更有效維護健康。大家都應重視自己的睡眠問題，積極尋求解決方法，讓自己都能享有良好的睡眠品質，迎接每一天的挑戰。

Avoid：肥胖不只是胖，忽視健康會出事

肥胖不僅是外觀問題，更是多種疾病的根源。許多科學研究已一再證實這一結論。肥胖會增加罹患糖尿病、高血壓、心血管疾病的風險，同時也會增加多種癌症的風險。

根據 2022 年女性 10 大死因，其中至少有 7 種與肥胖相關，包括心臟疾病、糖尿病、腦血管疾病、高血壓疾病、腎臟病、血管性失智症，以及連續多年居首的癌症。在女性 10 大癌症中，與肥胖相關的包括乳癌、大腸癌、肝癌、胰臟癌和卵巢癌。

一份近期針對亞洲女性乳癌各種相關風險因子分析的文獻回顧報告指出，肥胖會增加停經女性的乳癌風險達 124%！是一個極為顯著的危險因子。臺灣本土研究也發現，1990 年至 2015 年間，臺灣女性乳癌發生率不斷上升，即便在 2002 年後荷爾蒙療法使用率大幅下滑，乳癌發生率仍持續增加。這一趨勢與 1990 年代後女性體脂率超過 30% 的比例不斷增加相吻合，顯示過多體脂肪與乳癌的發生密切相關，肥胖確實會增加乳癌風險。

然而，現實生活中，對於一個相對罕見且使用生物等同性黃體酮（P4）即可避免的風險，大多數女性避之唯恐

癌症(176.3)
心臟疾病(高血壓性疾病除外)(86.1)
嚴重特殊傳染性肺炎(新冠肺炎，COVID-19)(53.4)
糖尿病(50.8)
肺炎(48.8)
腦血管疾病(44.8)
高血壓性疾病(37.3)
腎炎、腎病症候群及腎病變(24.5)
事故傷害(18.1)
血管性及未明示之失智症(16.4)

圖 9　2022 臺灣女性十大死因排行及每十萬人口死亡率。

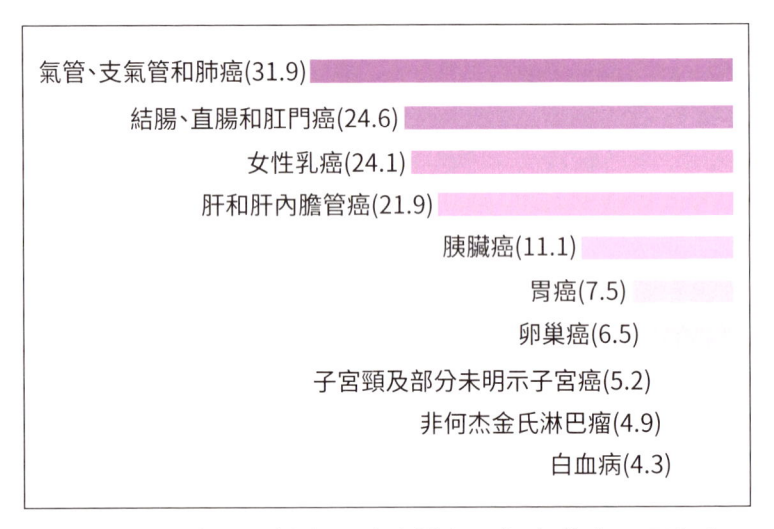

氣管、支氣管和肺癌(31.9)
結腸、直腸和肛門癌(24.6)
女性乳癌(24.1)
肝和肝內膽管癌(21.9)
胰臟癌(11.1)
胃癌(7.5)
卵巢癌(6.5)
子宮頸及部分未明示子宮癌(5.2)
非何杰金氏淋巴瘤(4.9)
白血病(4.3)

圖 10　2022 臺灣女性十大癌症排行及每十萬人口死亡率。

不及；但對於時時威脅健康的體重和體脂肪，卻常顯得束手無策、力不從心。別忘了，體重增加也是女性更年期及停經常見的症狀之一，許多女性感嘆進入中年後，體重和腰圍直線上升，從青春少女變成中年大嬸。因此，中年女性朋友一定要注意控制體重、腰圍和體脂肪。

若經過努力仍無法改善，建議尋求專業醫療協助，千萬別讓多餘的脂肪增加自己罹患乳癌的風險，耽誤了自己的下半人生。控制好體重，維持健康，才有可能擁有更美好的未來。

Avoid：菸霧纏身病相隨，戒掉菸癮享健康

吸菸有害健康，不僅會危害呼吸道，也增加肺癌風險。事實上，不僅呼吸系統，吸菸對整體健康的危害是全面性的，這是科學一再證實的事實。吸菸會引起體內慢性發炎，影響心血管、腦部、代謝及內分泌等系統，並增加多種癌症的風險。香菸含有超過 7 千種化學物質，其中約 70 種是致癌物，且許多被國際癌症研究機構（IARC）列為一級致癌物，其中超過 20 種對乳房組織具有致癌性，增加乳癌風險。

英國的一項大規模追蹤研究指出，曾經吸菸者罹患乳

癌的相對風險增加14%；每天吸菸量越大，風險越高；越年輕開始吸菸的女性，未來罹患乳癌的風險也越高。若在17歲前開始吸菸，未來乳癌風險增加24%；對於有乳癌家族史的人來說，吸菸增加的乳癌風險更加顯著。此外，罹患乳癌的患者中，吸菸者比不吸菸者有更高的機率死於乳癌，說明吸菸也會增加乳癌死亡風險。

在一份針對華人女性乳癌風險的研究報告中指出，吸菸女性的乳癌風險增加了2.55倍。更值得注意的是，即使自己不吸菸，吸入二手菸也同樣有害。研究顯示，女性吸入二手菸會增加47%的乳癌風險。國內醫學大學的癌症研究團隊也發現，無論是自己主動吸菸還是吸入二手菸，都會刺激乳房上皮細胞的尼古丁受體活化，導致細胞癌化，促進腫瘤細胞迅速生成。尼古丁受體的活化在吸菸者和吸二手菸者中比非吸菸者更為明顯，而尼古丁受體越活化，疾病的惡性度越高，甚至被診斷乳癌時往往已經是晚期。

研究進一步指出，先生吸菸的數量和菸齡與太太的乳癌風險呈正相關，也就是說，先生吸菸越多、菸齡越長，太太吸入的二手菸越多，乳癌風險也越高。在此不得不提醒各位老菸槍男士，吸菸不僅害自己，也會讓散發的二手

菸危害到家中的女性成員。真的是一人吸菸，全家受害，非常不值得！

請記住，為了自己和家人的健康，戒菸是必要且緊迫的行動。

Avoid：喝酒傷身又傷命，乳癌風險隨時到

吸菸不好，喝酒也一樣！喝酒會增加乳癌風險。每天攝取 5 到 10 克的酒精，罹患乳癌的風險比沒有喝酒的人高出 15%！若每天攝取酒精量達 30 克，則風險會增加 50%。

5 到 10 克的酒精是多少呢？以一般啤酒酒精濃度 5% 來算，一瓶 330 毫升的啤酒就超標了。若以紅酒酒精濃度 12% 來算，喝 85 毫升紅酒就超標。如果是威士忌酒精濃度 40% 的烈酒來看，喝 25 毫升以上就超標。

臺灣學者的研究發現，2000 年後臺灣女性乳癌發生率的上升趨勢，與 40 歲以上女性喝酒率上升的趨勢互相吻合，這當然也增加了乳癌的風險。而近期國家衛生研究院的研究，分析 2014 年與 2018 年全國物質使用調查，發現女性的飲酒情況有上升的趨勢，尤其是 18 至 29 歲年輕女性，在有害酒精量的使用有明顯的上升。在臺灣乳癌年輕化的情況下，女性朋友們應該盡可能地避免酒精攝取，

降低乳癌風險。

「這麼嚴重？那我喝一丁點沒關係吧？」其實，酒精除了增加癌症風險，還會破壞腸胃道黏膜，容易引發腸漏，進而造成發炎，也會影響免疫系統，這些都會造成全身性的負面影響。而且研究顯示，酒精會促進細胞增生，抑制免疫系統對抗癌細胞的作用，進而增加罹癌風險。

另外，臺灣民眾還要特別注意的一點是，根據史丹佛大學學者的研究，臺灣民眾有將近一半的人缺乏一種代謝酒精所需的酵素──乙醛去氫酶（ALDH2）。缺乏這個酵素會導致酒精在體內代謝過程中所產生的乙醛在體內堆積，無法被順利代謝掉，而乙醛會刺激血管造成血管擴張，因而導致臉部漲紅、頭痛、心悸、噁心嘔吐等酒後症狀。更嚴重的是，乙醛是致癌物，容易誘發DNA及染色體的變異，增加罹癌的風險。

可以說酒精對健康只有壞處沒有好處，而且酒精被國際癌症研究機構（International Agency for Research on Cancer，簡稱IARC）列為一級致癌物，也就是說有充分的證據顯示酒精會促進癌症生成。既然是一級致癌物，為什麼還想喝「一點點」呢？難道妳想得到「一點點」癌症嗎？還是妳覺得得到「一點點」癌症無所謂？

可能又有人會問：「聽說可以適量飲酒，對身體有好處不是嗎？所以適量飲酒應該沒問題吧，只要不過量就好。」簡單回答：不是。近期的一項刊登在權威醫學期刊《刺絡針》（Lancet）的研究報告，針對全球 195 個區域、長達 26 年的統合分析指出，酒精對健康造成的危害遠超過我們過去所認知的。事實上，酒精沒有安全劑量，即便是小酌，也會造成健康危害並增加死亡風險。如果真要說對健康危害最小的酒精攝取量，答案很簡單，那就是「零」。

Food and Fiber：
高糖精製易致病，原型多纖更安心

精製加工、高糖、高油、高鹽、多油炸的飲食，可能是現代許多人的日常。然而，這樣不健康的飲食型態，除了對腸胃道、內分泌、代謝、心血管、免疫系統及體重造成負面影響，也容易引起全身性的慢性發炎，增加罹癌的風險，其中包括乳癌。

研究分析發現，這些不健康的飲食習慣，使得乳癌風險增加從 86% 至 194% 不等。在「女性健康促進計畫」（WHI）整個女性健康研究計畫中，除了廣為人知的荷爾

蒙研究外,也針對飲食型態對乳癌的影響進行了研究。經過長達近 20 年的追蹤發現,低脂且多蔬果和全穀類的飲食,長期下來可以降低乳癌死亡率約 20%。

除了吃太多精製高油鹽糖的飲食外,纖維攝取不足也是現代人飲食的缺點之一。纖維不僅有助於腸胃道健康、幫助排便,還有助於建立腸道菌叢的多樣性及平衡生態。腸道菌的研究是近幾年來科學界的顯學,這些生活在我們腸道中的菌群數量高達百兆,是人體細胞數量的十倍,基因數更是人體基因數的百倍之多,不僅影響腸道健康,還通過神經內分泌系統與身體其他部位進行雙向溝通,影響著各部位器官的健康。

國民健康署建議,成人每日纖維攝取量為 25 至 35 克。然而,根據「國民營養健康調查 2013 至 2016 年成果報告」,國人的纖維攝取量明顯不足。在 19 至 44 歲族群中,男性為 15 克,女性為 13.5 克;45 至 64 歲族群中,男性為 17.9 克,女性為 18.8 克;65 至 74 歲族群中,男性為 18.1 克,女性為 18 克;75 歲以上族群中,男性為 17.2 克,女性為 13.6 克,顯然,各個年齡層的每日纖維攝取量皆遠低於建議值。

近期一份針對乳癌風險與纖維攝取量的統合分析研究

報告指出,纖維攝取量與乳癌風險呈負相關,也就是纖維攝取量越多,罹患乳癌風險越低。每天每增加 10 克的纖維攝取,就可以降低 4.7% 的乳癌風險。

這些日常生活中的飲食習慣極為重要,與許多慢性疾病更是息息相關。在門診或各種衛教演講場合,我常常告訴民眾,決定一個人健康狀況的因素很多,包括基因遺傳、飲食營養、運動、睡眠、壓力、毒素、荷爾蒙和環境等。我們應盡可能掌握自己能控制的因素,從自己和周遭開始改變。其中,飲食是每個人應該好好掌握的重要因素。或許妳無法每天運動(能固定規律運動當然更好),但每天都會吃,所以每天攝取的食物的質與量非常重要,長期下來會對健康造成無比影響。

每個人,每一天,每一餐,都應該盡可能、有意識地主動挑選天然原型、少精製加工、充足蔬食纖維、優質蛋白質、健康油脂和多樣化營養的食物,才能滋養我們身體的每一個細胞。

Exercise：
運動不是選擇題,要活就要動,抗癌防病全靠它

大家應該有聽過:「運動是一帖良藥」、「運動治

百病」,可見運動對健康的好處多不勝數,也是許多醫學研究不斷證實的結果。運動的好處包括增肌減脂、促進代謝、強化骨骼、增強免疫、鞏固腦力、幫助心肺、紓壓助眠等,總之就是有助於抗衰防病、健康促進,還有助於抗癌。運動帶來的效果很難被其他東西取代,即使花大錢做各種治療、買營養補充品來吃,但沒有運動還是得不到運動帶來的益處。

現實生活中,大多數人都沒有運動的習慣。如果真有一種神藥或保健品可以取代運動,它將成為全世界最暢銷的產品,但目前這樣的產品並不存在。

就乳癌而言,運動本身也可以發揮好處,降低乳癌風險,是一個有效的保護因子。有規律運動的女性,可以降低乳癌風險達22%!而一週活動消耗不到1,000大卡的人,其乳癌風險增加高達117%。所以,各位女性朋友,「不運動」也是一個極為顯著的乳癌危險因子啊!

如果妳真的害怕得乳癌,真的想預防乳癌,那麼,妳願意為自己的健康、為預防乳癌努力多少呢?有這麼好的一帖良藥,還有什麼理由不好好服用呢?

EDC：環境毒素到處藏，遠離塑化護健康

環境荷爾蒙（Endocrine disrupting chemical，簡稱EDC）是普遍存在於我們周遭的化學物質，主要用作防腐、殺菌、清潔及塑化的原料，其中最為人熟知的是塑化劑。這些化學物質無處不在，日常生活中使用的容器、裝飾品、塑膠用品、家具、玩具、個人清潔用品、清潔劑、殺蟲劑及化妝品等，可能都含有這類物質。這些化學物質透過接觸、食用或飲用進入我們體內，2011年的塑化劑食安事件就是因為塑化劑被添加到食品中。

當環境荷爾蒙進入人體後，會干擾荷爾蒙的正常生理功能，不僅擾亂生殖系統運作，還容易導致慢性發炎、增加氧化壓力與細胞病變，進而引發多種荷爾蒙失調相關的症狀與疾病，包括癌症。中研院研究證實，塑化劑這類環境荷爾蒙會增加乳癌風險。暴露於過多塑化劑的女性，罹患乳癌的風險高達1.9倍，若同時代謝較差，風險更增至3.4倍。

臺灣乳房醫學會表示，乳癌的發生固然與基因有關，但環境荷爾蒙是乳癌的加乘因素。2023年，臺大醫院腫瘤醫學部的研究更指出，臺灣年輕女性乳癌的急速增加與環境荷爾蒙的暴露密切相關。

近日,美國非營利組織「消費者報導」(Consumer Reports)針對超市及速食店食品進行調查,結果令人震驚!在所有調查的 85 項食品中,有 84 項含有塑化劑鄰苯二甲酸脂(Phthalates),這是一種使塑膠更有彈性、更耐用的塑化劑原料;79% 的食品含有雙酚 A(Bisphenol A,簡稱 BPA),這也是一種常見於塑膠中的環境荷爾蒙。

這些環境荷爾蒙進入人體後,會干擾生殖內分泌系統,增加胰島素阻抗、糖尿病、肥胖、心血管疾病、癌症、早產、神經系統疾病及不孕症等風險。即便接觸少量,但因這些物質在生活周遭無處不在,難以避免,長期累積仍會威脅健康,增加疾病風險。

站在預防疾病、健康促進的預防醫學立場,我們應當盡可能地避開有害的環境因子。癌症的發生,與許多慢性疾病一樣,往往是多因素造成的,乳癌也不例外。許多朋友常問:「乳癌跟家族史有關吧?跟基因有關吧?」沒錯,當然有關,但妳能對這些改變什麼?如果只執著於這些無法改變的因素,而不努力掌控自己可以控制的因素,那是不是只是在拿這些先天因素來當藉口,減少對自身健康沒有努力付出的罪惡感?

健康掌握在自己,生活習慣要調整

每個人能掌控的因素還有很多,比如 SAFE Life 中提到的各項因子,都是我們可以控制且應該努力控制的。日常生活中,對健康有極大影響的三個重要因素包括:飲食、運動和睡眠。我們是否盡可能地吃健康的食物、規律運動、睡好覺?如果這些都不做,卻只關注那些無法控制的因素,那根本是劃錯重點、本末倒置,不會有實質上的幫助。如果有一天真的生病了,真要怪,最該怪的,照照鏡子,就會知道該怪誰。

還是回到我常常衛教民眾的觀念:掌握自己可控的,無法控制或無法改變的就不要操太多心。如果真的不瞭解,或者覺得盡了力卻達不到效果,可以尋求專業醫療人士的協助,這樣才會讓自己的健康逐步向好的方向發展。

預防乳癌也是一樣。如果妳真的害怕得乳癌,真的想要預防乳癌,不妨問問自己,真的努力付出實踐了哪些?美國學者研究分析,在停經女性可控制的乳癌相關風險因子中,哪些因子對乳癌發生的影響比例較大?答案是體重和運動。所以,各位女性朋友,進入中年後,務必注意自己的體重變化,尤其是腰圍和體脂肪。同時,請開始動起

來,有運動比沒有運動好,先求有、再求好、再求持續、再求更好。未來的妳,一定會感謝現在的自己所做出的改變!

我們之前提到,使用非生物等同性黃體素(MPA)可能增加的乳癌的絕對風險是低且罕見的,甚至比許多日常生活中的危險因子還低。兩相比較,哪個風險大?到底哪個該擔心?哪個該努力去避免?答案顯而易見!更何況,使用生物等同性黃體酮(P4)不會增加乳癌風險,不僅如此,還可以緩解更年期或停經造成的痛苦、改善生活品質、預防慢性疾病、促進健康,幫妳找回自己想要的人生!

分享這麼多生活中可控制的風險因子,卻也常聽到有人說:「吸菸、喝酒是我人生唯一的樂趣了,如果這些都不能做,那人生還有什麼意思呢?」這句話乍聽之下似乎有理,但仔細想想,其實不然。理性點想清楚,人生要有樂趣,應該是先有健康,才有樂趣可享、才有意義可尋、才有本錢去追求自己想要的事物和夢想吧!失去健康,其他一切直接歸零,不是嗎?

有一句話是這麼說的:「健康的人,可以有許多願望;但不健康的人只有一個願望,那就是希望自己健康。」妳,同意嗎?

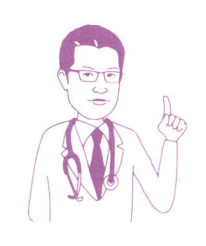

佳鴻醫師的健康叮嚀

★ **乳癌風險與荷爾蒙療法：破除迷思，掌握健康**
- 生物等同性黃體酮（P4）不會增加乳癌風險，且有助於緩解更年期症狀。
- 乳癌發生率與肥胖、飲食、運動等生活因子密切相關。
- 瞭解乳癌風險因子並正確使用荷爾蒙補充療法，能平衡益處與風險。

★ **SAFE Life 策略：日常調整預防乳癌**
- S：定期篩檢、適當舒壓、良好睡眠，早期發現與治療可顯著降低乳癌死亡率。
- A：避免肥胖、菸酒及高糖精製加工食品。
- F：健康飲食，多纖維多原型食物，減少罹癌風險。
- E：運動與避開毒素，規律運動增強免疫力，避免環境荷爾蒙影響。

★ **篩檢與早期發現：有效降低死亡率**
- 定期乳房攝影檢查可降低乳癌死亡率 41%，早期發現治療存活率近 100%。

- 女性應克服心理矛盾，積極參與定期檢查，實現早發現、早治療、預後佳的效果。

★ **生活習慣的影響：壓力與睡眠管理**
- 壓力增加乳癌風險達 65%，應透過運動、冥想等紓壓方式調適心理健康。
- 更年期女性常見睡眠問題，荷爾蒙補充療法可有效提升睡眠與生活品質。

★ **飲食與運動：關鍵的預防基石**
- 高纖維、低脂飲食有助於降低乳癌死亡率，原型食物減少慢性發炎。
- 規律運動（如每週 150 分鐘中等強度運動）可降低乳癌風險 22%，並改善全身健康狀態。

★ **遠離環境荷爾蒙：減少外來毒素危害**
- 塑化劑等環境荷爾蒙增加乳癌風險 1.9 倍，長期暴露會加重健康威脅。
- 避免使用含有環境荷爾蒙的塑膠容器及化學產品，從日常小習慣做起。

第 12 章

荷爾蒙研究的多面向
WHI 研究之外的發現

We tend to accept information that confirms our prior beliefs and ignore or discredit information that does not. This confirmation bias settles over our eyes like distorting spectacles for everything we look at.

我們傾向接受符合自己既有信念的資訊,並忽略或否定不符的資訊。這種確認偏差就像是一副扭曲視覺的眼鏡,影響著我們對所有事物的觀察。

——凱爾・希爾(Kyle Hill),美國作家

••• 荷爾蒙研究多面向，深入瞭解才能安心

「女性健康促進計畫」（WHI）荷爾蒙研究可說是眾人皆知，影響後世許多。直到 20 多年後的今天，許多人對於荷爾蒙的認知，依舊受到 2002 年「女性健康促進計畫」（WHI）發表的初步結果所影響。然而，荷爾蒙補充療法的研究何其多，並不僅限於「女性健康促進計畫」（WHI）研究。更何況，如前面章節所述，「女性健康促進計畫」（WHI）研究在 2002 年記者會發表的初步結果，後續已有許多專家學者及其他研究進行了進一步的分析與批判，說明當初急就章召開記者會公告的結果是有問題的，尤其是對於研究結果的解讀。

因此，我們不應只關注「女性健康促進計畫」（WHI）於 2002 年發表的結果，而應該看看其他重要的荷爾蒙研究。這樣，我們才能更全面地瞭解荷爾蒙的真實面貌，而不會以偏概全。現在，就讓我們一起來看看其他重要的荷爾蒙療法研究吧！

●● 停經後選擇荷爾蒙,乳癌風險隨決策而變

　　法國進行了一項大規模的荷爾蒙長期追蹤研究（EPIC-E3N），研究對象是 8 萬多位平均年齡約 53 歲的停經後女性。這項研究旨在探討同時使用雌激素和黃體素的女性,根據不同黃體素的使用,對乳癌風險是否會產生不同影響。平均追蹤時間長達 8 年,結果顯示,同時使用雌激素與生物等同性黃體酮（P4）的女性,乳癌風險並不會增加;而使用雌激素與非生物等同性黃體素的女性,乳癌風險增加了 69%,且風險隨著使用時間的延長而有上升的趨勢。

●● 停經初期正是關鍵,用對荷爾蒙安心一生

　　丹麥的長期荷爾蒙研究（The Danish Osteoporosis Prevention Study,簡稱 DOPS）是一項非常重要且具影響力的研究,其意義不亞於「女性健康促進計畫」（WHI）荷爾蒙研究。DOPS 研究始於 1990 至 1993 年,比「女性健康促進計畫」（WHI）研究更早開始,是一項隨機分派的研究。原計劃是讓治療組的女性使用荷爾蒙 20 年,但

由於2002年「女性健康促進計畫」（WHI）研究的初步結果宣稱荷爾蒙會增加乳癌及心血管疾病風險，因此，DOPS研究中的荷爾蒙在使用11年後也被迫跟著停止。然而，研究者繼續追蹤受試者的健康狀況，包括心血管疾病、癌症發生率及死亡率的變化，前後累積長達16年的追蹤。而DOPS研究之所以重要，主要有以下幾個特點：

第一，這是一個前瞻性隨機分派研究（Prospective Randomized Trial），其研究設計（PROBE Trial）更接近真實生活中的臨床治療情況。

第二，研究中荷爾蒙補充療法的使用時間長達11年，比「女性健康促進計畫」（WHI）研究更久，更能觀察荷爾蒙補充療法的長期影響。「女性健康促進計畫」（WHI）研究的合併使用雌激素（CEE）與黃體素（MPA）部分在使用5.6年後提前終止，單純使用雌激素（CEE）的部分則在7.2年後提前終止。

第三，DOPS研究中的女性，不論是對照組還是治療組，平均年齡為50歲，剛停經不久（平均停經後7個月），身體狀態相對健康，這更符合臨床上遇到的更年期或剛停經女性的情況。而「女性健康促進計畫」（WHI）研究的受試者平均年齡為63歲，距停經已超過10年，這

與一般門診中見到的 50 歲左右的更年期或剛停經女性，在年紀及健康狀態上都相差甚遠。因此，「女性健康促進計畫」（WHI）研究結果不應被推論至所有年齡層女性，而 DOPS 研究受試者更貼近實際臨床狀況，因此研究結果對更年期或剛停經不久的女性更具參考價值。

在 DOPS 研究中，治療組女性如果接受過子宮切除術，使用生物等同性雌二醇（E2）；若仍保有子宮，則同時使用生物等同性雌二醇（E2）及非生物等同性黃體素（Norethisterone）。經過 11 年的荷爾蒙補充療法及前後 16 年的追蹤，研究結果顯示：

- **死亡率及心血管健康益處顯著**：使用荷爾蒙治療的女性，在治療 11 年間，整體死亡率、心衰竭和心肌梗塞發生率降低了 52%。這些心血管益處在停用荷爾蒙後的追蹤期間仍然存在，前後共 16 年的追蹤顯示，使用荷爾蒙補充療法的女性，其整體死亡率、心衰竭和心肌梗塞發生率降低了 39%。這些健康益處在較年輕（小於 50 歲）的女性中更加明顯，在 11 年治療期間，這群較年輕女性的死亡率、心衰竭和心肌梗塞發生率降低了 65%。

- **乳癌風險未增加**：對於大家擔心的乳癌問題，結果顯示，使用荷爾蒙的女性，在 11 年治療期間或前後共 16 年的追蹤期間，乳癌發生率沒有明顯增加。此外，若同時考慮死亡率和乳癌發生率，使用荷爾蒙 11 年間風險反而下降了 46%。這個好處在較年輕（小於 50 歲）且使用荷爾蒙的女性中更加明顯，這群女性在 11 年治療期間死亡率和乳癌發生率降低了 64%，而前後 16 年的追蹤顯示，風險降低了 51%。除了乳癌之外，其他癌症發生的風險也未見增加。

- **血管栓塞與中風風險未增加**：至於血管栓塞或中風，所有使用荷爾蒙治療的女性在 11 年治療期間或前後 16 年的追蹤期間風險都沒有增加。

總結來說，DOPS 研究顯示荷爾蒙補充療法對於剛停經不久的女性有顯著的健康益處，並且沒有增加乳癌或其他癌症的風險，這對於考慮使用荷爾蒙治療的更年期女性提供了重要的參考依據。

不同荷爾蒙有不同影響，年齡差距決定風險轉變

為什麼 DOPS 研究的結果和「女性健康促進計畫」（WHI）荷爾蒙研究的結果會相差這麼多，前者顯示有好處，後者卻顯示可能有風險呢？原因有幾個，包括：

◆ **使用的荷爾蒙不同**：在前面的章節我們強調過，雖然同樣叫做「荷爾蒙」，但並非所有的荷爾蒙都一樣。「雌激素」不只一種，「黃體素」也不只一種。我們應該精確地知道到底使用的是哪一種荷爾蒙分子，才能做比較。DOPS 研究中所使用的是生物等同性雌二醇（E2）及非生物等同性黃體素（Norethisterone）；而「女性健康促進計畫」（WHI）研究中使用的是非生物等同性雌激素（CEE）及非生物等同性黃體素（MPA）。不同的荷爾蒙分子對生理會產生不同作用，黃體素如此，雌激素也是。研究顯示，非生物等同性的雌激素（CEE），比起生物等同性的雌二醇（E2），更可能增加血管栓塞風險。因此，我們不應該以偏概全，把「女性健康促進計畫」（WHI）荷爾蒙治療的研究結果推論到其他不同荷爾蒙分子。這是許多

人在解讀「女性健康促進計畫」（WHI）研究結果時容易忽略的一點，更是讓許多女性對荷爾蒙產生誤解及害怕的原因。

◆ **受試對象年齡層不同**：DOPS 研究中的女性平均年齡為 50 歲，而「女性健康促進計畫」（WHI）研究中的女性平均年齡為 63 歲，50 歲和 63 歲相差了 13 歲，整體生理狀態及健康狀況自然不同。再者，就心血管健康而言，女性的雌激素對心血管有重要保護效果，年輕女性的心血管疾病發生率比年長女性低。因此，一位 50 歲女性的心血管健康狀況，與一位 63 歲女性相比，當然是不一樣的！這年齡上的差距，對心血管健康甚至癌症的發生都可能造成影響。

◆ **距離停經時間不同**：DOPS 研究中的女性都是剛停經不久，距離停經的時間平均為 7 個月，也就是身體失去荷爾蒙作用的時間比較短；相對地，「女性健康促進計畫」（WHI）研究中的女性較年長，距離停經的時間平均在 10 年以上，身體失去荷爾蒙作用的時間很長。因此，兩者女性的基本健康條件當然不一樣。上述兩點顯示，DOPS 研究中的女

性,才是比較符合現實世界中因為更年期或停經症狀而就診的女性狀況。

從 DOPS 整體研究看來,剛停經不久便開始使用荷爾蒙補充療法長達 11 年的女性,不僅沒有增加癌症(包括乳癌)、死亡率、心血管疾病(包括中風及血管栓塞)的風險,反而整體死亡率、心衰竭或心肌梗塞發生率降低。尤其是在較年輕(小於 50 歲)就開始使用荷爾蒙的女性族群,這樣的健康益處更加明顯,且乳癌風險反而有下降的趨勢。這個研究發表在權威的醫學期刊《英國醫學期刊》(*British Medical Journal*,簡稱 *BMJ*)。

簡而言之,DOPS 研究告訴我們,剛停經就開始使用荷爾蒙補充療法的女性,不但沒有帶來風險,反而還帶來好處。這樣的研究結果,對於正處在更年期或剛停經不久的女性朋友來說,更具有實際參考價值。

荷爾蒙補充助降風險,使用越久受益越多

芬蘭的大規模分析研究,針對 1994 至 2009 這 15 年間共 48 萬多位有使用荷爾蒙補充療法的女性,看看她們

因為冠狀動脈心臟病、中風及其他任何原因造成的死亡率，與沒有使用荷爾蒙的女性比較起來，有無不同。值得一提的是，這群使用荷爾蒙補充療法的女性，無論是否搭配黃體素，她們使用的雌激素都是生物等同性雌二醇（E2）。

分析結果顯示，使用荷爾蒙補充療法的女性，冠狀動脈心臟病造成的死亡風險降低了 18 至 54%，而且荷爾蒙使用越久風險降低越多；中風造成的死亡風險降低了 18 至 39%；其他任何原因造成的死亡風險降低了 12 至 38%。使用荷爾蒙的時間長短與風險降低呈線性關係，即荷爾蒙使用越久，風險降低越多，使用荷爾蒙超過 10 年者，風險降低最明顯。而且無論是在 60 歲前或 60 歲後才開始補充荷爾蒙的女性，都有這個死亡風險降低的好處。

利用同樣這個芬蘭的大規模資料庫分析，探討使用荷爾蒙補充療法的女性，她們因乳癌造成的死亡率與沒有使用荷爾蒙的女性相比，有何差別。結果顯示，有補充荷爾蒙的女性，其乳癌造成的死亡率比沒有使用荷爾蒙的女性低，而且整體來說降低了 50%。其中，在 50 至 59 歲較年輕的使用荷爾蒙女性族群，乳癌死亡率的風險降低達 67%，最為明顯。

從芬蘭的大規模分析研究看來,荷爾蒙補充療法顯然是帶來好處,而不是帶來危險的。

不同荷爾蒙,不同風險,選擇正確讓健康無憂

近期的系統性文獻回顧及統合分析(Systematic review and meta-analysis)指出,單純使用生物等同性荷爾蒙雌二醇(E2)不會增加乳癌風險;合併使用生物等同性雌二醇(E2)與黃體酮(P4)也不會增加乳癌風險;但若使用非生物等同性黃體素,則乳癌風險會增加,增加的風險隨著不同的黃體素而不同,從 19% 到 99% 不等。因此,生物等同性荷爾蒙補充療法(BHRT)不僅能有效緩解更年期症狀,且是較安全的選擇。

美國婦產科醫學會(ACOG)官方醫學期刊《婦產科學》(*Obstetrics & Gynecology*)於 2022 年發表的研究論文也指出,單純使用雌激素不會增加乳癌風險,使用生物等同性黃體酮(P4)也不會增加乳癌風險,會增加乳癌風險的是非生物等同性黃體素。同樣都是荷爾蒙,不同的分子有著不同的效果,從各項研究分析及文獻,都可以一再

得到驗證。

從「女性健康促進計畫」（WHI）研究後續長期追蹤的各種分析，到法國、丹麥、芬蘭的研究，以及其他使用生物等同性黃體酮（P4）的研究報告、各種研究統合分析結果、各國際專業組織學會的建議與聲明，這樣一路看下來，各位女性朋友，妳應該對荷爾蒙補充療法有更深一層的認識與瞭解。妳還會認為每種荷爾蒙對身體產生的影響都一樣嗎？荷爾蒙都會導致乳癌嗎？答案應該是再清楚不過了。

簡單來說，非生物等同性的黃體素可能會增加乳癌風險，但生物等同性的黃體酮（P4）不會增加乳癌風險。因此，當我們在談論荷爾蒙補充療法時，千萬不要把所有的荷爾蒙混為一談，一定要弄清楚所指的是哪一種荷爾蒙、哪一種分子。分子結構不同，對健康的影響就會截然不同。這也是本書在一開始的篇章就希望大家能夠精確定義不同名詞的原因。這個概念非常重要，特別是許多擔心補充荷爾蒙會導致乳癌的女性，務必要明瞭這個重要觀念。

透過專業醫療評估，根據個別身體及健康狀況，正確地使用生物等同性荷爾蒙補充療法（BHRT），是緩解更年期及停經症狀最有效的方式，還可以有效預防許多慢性

疾病（如：骨質疏鬆及骨折），更有助於改善生活品質。而且，不僅不會增加乳癌風險，甚至研究還顯示可能降低乳癌風險及乳癌死亡率。

佳鴻醫師的健康叮嚀

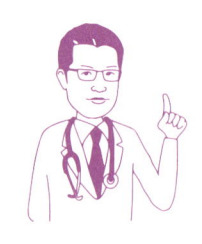

★ 荷爾蒙補充療法的研究進展：從偏見到真相
- 2002 年「女性健康促進計畫」（WHI）的結論存在誤解，後續研究對其進行了修正。
- 法國 EPIC-E3N 研究顯示，使用生物等同性黃體酮（P4）不會增加乳癌風險，非生物等同性黃體素則會增加風險。
- 結合各項荷爾蒙補充療法研究的實證，全面理解才能安心使用。

★ DOPS 研究：剛停經女性的健康新選擇
- 剛停經女性使用荷爾蒙 11 年，整體死亡率、心衰竭和心肌梗塞發生率降低 52%，乳癌及心血管疾病風險未增加。
- 使用荷爾蒙的年齡越小，健康益處越顯著，50 歲以下死亡率、心衰竭和心肌梗塞發生率降低 65%。
- DOPS 研究支持剛停經女性使用荷爾蒙的安全性及長期健康益處。

★ **生物等同性荷爾蒙的優勢：選擇正確分子，避免潛在風險**
- 生物等同性雌二醇（E2）和黃體酮（P4）不會增加乳癌風險，且更安全。
- 非生物等同性黃體素可能增加乳癌風險，需精確選擇合適的荷爾蒙分子。
- 近期統合分析驗證，生物等同性荷爾蒙是緩解更年期症狀的最佳選擇。

★ **荷爾蒙治療與死亡率：使用越久，健康益處越大**
- 芬蘭大規模研究顯示，荷爾蒙使用超過 10 年者，冠狀動脈心臟病的死亡風險降低高達 54%。
- 50 至 59 歲補充荷爾蒙的女性，其乳癌死亡率風險降低達 67%。
- 荷爾蒙補充療法對於心血管健康、乳癌死亡率及整體死亡率改善效果顯著。

★ **不同年齡層的荷爾蒙應用：年輕時開始更具優勢**
- 50 歲以下剛停經女性受益最大，死亡率及心血管疾病風險皆降低。

- 63 歲以上距停經超過 10 年的女性，健康益處不如年輕群體明顯。
- 荷爾蒙補充的最佳時機為停經初期，長期使用風險與益處可控。

★ **健康決策與荷爾蒙選擇：理解差異，才能安心受益**
- 荷爾蒙分子結構決定健康影響，混淆使用可能導致風險誤判。
- 生物等同性荷爾蒙的應用，不僅安全，還可提升生活品質及預防慢性疾病。
- 透過醫療評估選擇適合的荷爾蒙，是管理更年期症狀及抗衰防病的關鍵。

第四部分

荷爾蒙的力量

解鎖健康長壽的祕密

第 13 章

對抗更年期體重失控
揭開荷爾蒙與代謝之間的複雜關係

A healthy person has thousands of wishes,
but a sick person has only one–to get healthy.

健康的人擁有千千萬萬個願望,
但生病的人只有一個 —— 那就是恢復健康。

—— 諺語

飲食不變腰圍卻變大，更年期帶來意外困擾

　　飲食和生活方式沒什麼改變，體重卻一直增加？各位中年女性朋友，有沒有過這種感覺：來到中年後，即使飲食方面沒什麼特別改變，吃得沒有比較多，活動量也沒減少，生活跟之前沒什麼差別，可是體重卻逐漸增加，尤其是腰圍不聽使喚地漸漸變大？這樣的情況是否感覺很熟悉？體重和腰圍的改變，是中年女性常抱怨的症狀之一。這難道是錯覺嗎？我想不是，因為不僅自己能感覺到，別人也看得到。這是一個自己不想要、對健康有害，但在門診中很常聽到的更年期症狀之一。妳沒聽錯，變胖也是更年期的症狀。

　　根據研究，美國 40 至 59 歲的中年女性中，有高達 66% 屬於體重過重或肥胖。2017 至 2020 臺灣國民營養健康調查則顯示，45 至 64 歲女性中，有 44.8% 體重屬過重或肥胖，有 59% 腰圍過大；65 至 74 歲女性中，有 57.9% 體重屬於過重或肥胖，有 75% 腰圍過大。一份文獻回顧的研究報告指出，體重增加是更年期症狀之一。有 60 至 70% 的女性在進入更年期及停經時期時，會面臨體重增加

的問題。平均而言，1 年會增加約 0.7 公斤，在停經後的 8 年內，平均會增加約 5.5 公斤，體脂肪及腹部的內臟脂肪也會顯著增加。由此可見，體重及體脂肪的增加，確實對許多中年女性造成困擾。

體脂肪的增加固然牽涉到許多因素，包括遺傳、年齡、飲食、運動、睡眠、喝酒、吸菸、生活型態等，但研究指出，更年期及停經時，體內的荷爾蒙變化本身就會對體重及體脂肪造成不利影響。為什麼會有這樣的變化呢？這牽涉到荷爾蒙在體內的許多複雜生理運作。

近期一份刊登在國際權威醫學期刊《肥胖》（Obesity）的研究報告指出，女性在更年期到停經的過度時期，體內重要的荷爾蒙雌激素，主要為雌二醇（E2），會下降。脂肪組織的氧化及能量消耗也會跟著減少，伴隨而來的身體組成改變包括肌肉組織減少、脂肪組織增加。更值得注意的是，這些增加的脂肪主要堆積在腹部，形成腹部脂肪，造成中廣型肥胖（Central obesity），這也是為什麼女性朋友會覺得腰圍越來越大、褲頭越來越緊的原因之一。

••• 體重不變但腰圍變粗，內臟脂肪危險升高

　　脂肪組織增加並集中於腹部，使腰圍變粗，內臟脂肪（Visceral fat）增加，這與年輕時體脂肪主要集中於下半身皮下脂肪的型態截然不同。這種身體組成的改變，不僅影響女性在意的身材和外觀，更重要的是增加了心血管疾病的風險因子，包括血脂異常（如膽固醇）、血管內皮細胞功能下降、動脈血管內皮厚度增加、胰島素阻抗性增加和血糖調控問題，進而提高罹患代謝症候群、糖尿病、心血管疾病（如：心肌梗塞、腦中風）、慢性退化性發炎疾病（如：腦部認知功能退化）、甚至癌症的風險。

　　內臟脂肪的增加比體重增加更為不利，對健康的負面影響也更大。研究顯示，即便是沒有肥胖且體重穩定的女性，在經歷更年期時，身體組成開始改變，導致體脂肪和內臟脂肪比例增加、腰圍變粗，這就是代謝症候群的常見前兆。因此，我常在門診告訴中年女性朋友，不要只在意體重數字，腰圍更是要好好把關，不要變粗，否則未來可能會罹患糖尿病、高血壓、高血脂等疾病。

雌激素流失改變體型，代謝減慢健康亮紅燈

我們常聽到這樣的說法：女性在年輕時有荷爾蒙的保護，膽固醇數值較理想，心血管疾病風險比男性低；但到了更年期及停經後，缺少荷爾蒙保護，膽固醇開始異常，心血管疾病風險增加。究竟雌激素有何影響？

雌激素在女性體重、體脂肪及整體心血管代謝健康中扮演關鍵角色。雌激素在女性體內的生理作用極其複雜，研究顯示，雌激素可通過中樞神經系統調控飢餓和飽食中樞，並對產熱效應的控制產生作用。因此，失去雌激素，是中年女性體重及體脂肪（尤其是腹部脂肪）增加的原因之一。

一項針對尚未停經女性的研究，旨在探討體內雌二醇（E2）濃度對靜態能量消耗（Resting Energy Expenditure，簡稱 REE）的影響。研究分別選取三個代表不同雌二醇（E2）濃度的時期進行比較：

- ◆ 黃體期中期：此時體內雌二醇（E2）濃度最高；
- ◆ 濾泡期早期：此時體內雌二醇（E2）濃度較低；

- 卵巢功能受藥物抑制：此時體內雌二醇（E2）濃度最低，接近停經女性的情況。

研究結果顯示，靜態能量消耗量與雌二醇（E2）濃度呈正相關。換句話說，當雌二醇（E2）濃度較高時，靜態能量消耗量也較多；當雌二醇（E2）濃度較低時，靜態能量消耗量則減少。

對於想減肥、不想變胖的人來說，當然希望能量消耗高一點。另外一項研究進一步探討了補充荷爾蒙的效果，針對同樣是尚未停經的女性，研究了靜態能量消耗（REE）。這次透過藥物抑制卵巢功能，使所有女性的卵巢失去分泌雌二醇（E2）的功能，然後將她們分成兩組，一組補充雌二醇（E2），另一組補充安慰劑，觀察補充雌二醇（E2）對能量消耗的影響。結果顯示，補充安慰劑的女性因失去雌二醇（E2），靜態能量消耗明顯降低；而補充雌二醇（E2）的女性，其靜態能量消耗並未降低，顯示雌二醇（E2）在能量代謝中扮演重要角色，失去雌二醇（E2）會帶來負面影響。

既然如此，對於失去雌激素的更年期及停經女性，補充荷爾蒙是否有助於身體組成呢？我們來看看最為人熟知

的「女性健康促進計畫」（WHI）荷爾蒙研究。「女性健康促進計畫」（WHI）荷爾蒙研究的一個分支是合併補充雌激素（CEE）與黃體素（MPA），在這個研究中，有一群女性被定期監測體脂肪分布的變化，從而比較補充荷爾蒙與未補充荷爾蒙女性在身體組成上的差異。

在看結果之前，我們先瞭解一下瘦體組織（Lean Soft Tissue）。瘦體組織主要包括肌肉、器官、水分等成分。一般來說，隨著年齡增長，若無任何介入或治療，瘦體組織會逐漸減少，主要是肌肉量的減少。肌肉對於代謝健康、心血管健康、腦力健康、肌耐力、平衡感、免疫力、抗炎能力等都扮演重要角色。若要維持健康體態、達到健康老化甚至逆齡抗衰老，我們必須維持或增加肌肉量，否則 30 歲後，肌肉量會逐年遞減，導致代謝變差、身材走樣、外觀老態、功能衰退。因此，增肌減脂成為現今大家關注的焦點及努力的目標。

•• 補充雌激素益處多，助妳維持體態與健康

女性健康促進計畫—雌激素併用黃體素（WHI－CEE＋MPA）研究進行 3 年後的分析結果顯示，補充荷爾

蒙的女性失去的瘦體組織比補充安慰劑的女性少；此外，補充荷爾蒙的女性，其軀幹脂肪的增加也比補充安慰劑的女性少。也就是說，補充荷爾蒙的女性能夠維持較健康的體態和身體組成。

前面章節提到的著名丹麥荷爾蒙研究 DOPS，是針對年齡介於 45 至 58 歲且剛停經不久的女性，探討荷爾蒙補充療法對體重、身體組成及骨質的影響。經過 5 年的追蹤，結果顯示，有補充荷爾蒙的女性，體重增加明顯比未補充荷爾蒙的女性少，而且這些少增加的體重幾乎都是脂肪。也就是說，有補充荷爾蒙的女性，體脂肪增加得比較少；而未補充荷爾蒙的女性，體脂肪增加得比較多。有些女性擔心補充荷爾蒙會導致體重增加，但研究結果顯示，補充荷爾蒙甚至有助於減少體脂肪增加。

另一個重要研究是與心血管代謝健康相關的 PEPI 研究（Postmenopausal Estrogen／Progestin Interventions trial，簡稱 PEPI）。這是一個隨機分派安慰劑對照（Randomized and placebo controlled）的介入性研究，設計嚴謹，臨床證據力等級高。研究中，受試者共有 5 組女性，其中 4 組分別使用不同荷爾蒙處方，這 4 組都有補充雌激素，不同的是：

- 單純補充雌激素；
- 雌激素合併低劑量非天然黃體素；
- 雌激素合併高劑量非天然黃體素；
- 雌激素合併天然黃體酮（P4）；
- 安慰劑組（未補充荷爾蒙）。

經過3年的追蹤，結果顯示，補充荷爾蒙的女性，體重增加都比安慰劑組別少；腰圍部分也是如此，補充荷爾蒙的女性，腰圍增加比安慰劑組別少。研究報告指出，這主要來自於雌激素的作用，而當中值得注意的是，吸菸會抵銷雌激素在體重方面的好處。因此，吸菸對健康和身材都有百害而無一利，建議各位吸菸的朋友早日戒菸，利己利人。

另一個知名研究是 KEEPS（Kronos Early Estrogen Prevention Study）。這也是一個隨機分派安慰劑對照的研究，將剛停經不久的女性隨機分派到補充雌激素或安慰劑組別，觀察補充荷爾蒙對睡眠及體重的影響。經過4年追蹤，結果顯示，補充雌激素的女性，體重增加較少，而補充安慰劑的女性，體重則增加較多。此外，補充荷爾蒙的女性在改善睡眠問題方面也有顯著效果。

另一份綜合多項隨機分派研究的統合分析報告指出，荷爾蒙補充療法有助於降低腹部脂肪。如前所述，體重及體脂肪的形成和分布涉及多種先天及後天因素，有著複雜的生理運作機制，但從上述研究中可以看出，荷爾蒙，尤其是雌激素，確實扮演重要角色。

然而，這並不意味著所有進入更年期或停經的女性為了控制體重與體脂肪都應該補充荷爾蒙。畢竟每個人的身體條件及健康狀態各異，是否要補充荷爾蒙需要考慮多方面因素，經過專業醫師的評估後，討論出最適合的解決方案。倘若深受更年期及停經症狀所苦，也有體重與腰圍增加的困擾，請務必經過瞭解更年期與荷爾蒙的醫師的專業評估，共同討論出一個最適合自己的解決之道。

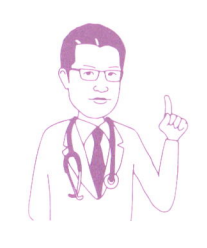

佳鴻醫師的健康叮嚀

★ **更年期體重與腰圍變化：荷爾蒙的影響不可忽視**
- 更年期女性普遍面臨體重增加問題，平均每年增加約 0.7 公斤，停經後 8 年內平均增重 5.5 公斤。
- 內臟脂肪增加導致腰圍變粗，進而增加心血管疾病、糖尿病和慢性發炎疾病風險。
- 雌激素流失引發代謝改變，能量消耗減少，腹部脂肪堆積形成中廣型肥胖。

★ **內臟脂肪的健康風險：腰圍比體重更重要**
- 雖無明顯肥胖，停經女性的內臟脂肪比例增加，代謝症候群風險升高。
- 腰圍增加與血脂異常、胰島素阻抗等心血管問題密切相關，應及早管理。
- 控制腰圍是預防代謝相關疾病的重點，不能僅關注體重數字。

★ **雌激素對能量代謝的關鍵作用**
- 雌二醇（E2）水平與能量消耗呈正相關，濃度降低會顯著影響靜態能量消耗。

- 研究證實,補充雌二醇(E2)能有效維持能量代謝,減少代謝速率下降的影響。
- 雌激素的保護作用,對減緩更年期女性的脂肪堆積和代謝惡化至關重要。

★ **荷爾蒙補充療法對體型的正面影響**
- 「女性健康促進計畫」(WHI)研究顯示,補充荷爾蒙的女性,其瘦體組織流失較少,軀幹脂肪增加也更少。
- DOPS 研究表明,補充荷爾蒙能減少體脂肪增加,對剛停經女性效果顯著。
- 補充荷爾蒙的女性腰圍增加幅度小於未補充者,有助維持健康體態。

★ **荷爾蒙補充對整體健康的益處**
- PEPI 研究顯示,補充荷爾蒙能改善心血管代謝健康,並減少腰圍增加的趨勢。
- KEEPS 研究發現,補充荷爾蒙有助減少體重增加,同時改善睡眠問題。
- 綜合分析指出,荷爾蒙補充療法能顯著降低腹部脂肪堆積風險。

★ **個人化荷爾蒙使用建議：尋求專業醫療評估**
- 補充荷爾蒙與否，需考量個人健康狀況及相關健康指標。
- 通過醫師專業評估，選擇適合的荷爾蒙療法，才能有效緩解症狀並改善生活品質。
- 荷爾蒙補充療法應個別化設計，確保安全與健康效益最大化。

自我健康手扎

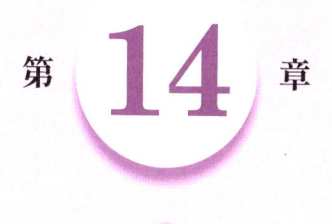

第 14 章

糖尿病不可怕
正確應對更年期才是關鍵

Prevention is better than cure.

預防勝於治療。

──德西德里烏斯・伊拉斯謨（Desiderius Erasmus），
荷蘭哲學家與基督教學者

血糖失控埋隱患，及時管理避免長期風險

前一章節提到，女性在進入更年期或停經，容易有體脂肪增加並且往腹部集中形成中央型肥胖的現象。許多研究指出，腹部脂肪的堆積會增加代謝及心血管疾病的風險，如糖尿病、高血壓、高血脂、心臟病、腦中風，甚至包括乳癌在內的癌症和失智症的風險也隨之上升。因此，當女性面臨更年期階段的體重增加、腰圍變粗時，千萬不要單純地認為這只是外表美觀上的困擾，因為更重要的潛在風險是對健康造成的長期危害。而這些危害之一，就是糖尿病！

女性在步入更年期或停經時，由於失去荷爾蒙的保護，因此膽固醇數值容易上升。門診中常遇到中年女性抽血檢查發現膽固醇數值超標，仔細詢問之下，許多人年輕時的數值都是正常的，所以膽固醇上升的現象在中年女性中並不罕見。然而，血糖上升的問題恐怕很多人不知道也忽略了。

翻開 2022 年女性的 10 大死因排行（完整說明，詳見第 11 章），糖尿病位居第 4 位，僅次於癌症、心臟疾病

及新冠肺炎（COVID-19）。然而，排行第 1 的癌症、排行第 2 的心臟疾病、排行第 6 的腦血管疾病、排行第 7 的高血壓疾病、排行第 8 的腎臟病變，以及排行第 10 的失智症，這些死因其實都與血糖異常有非常密切的關聯性。

血糖異常會導致體內慢性發炎、氧化壓力增加、血管發炎，長久下來容易造成許多大小血管的併發症，例如心肌梗塞、中風、視網膜病變、神經病變、腎臟病變等等。阿茲海默症作為最常見的失智症之一，常被學者稱為「第三型糖尿病」。這是因為血糖偏高的人，其罹患阿茲海默症的風險顯著增加。

血糖的控制在眾多退化性慢性疾病、慢性發炎、代謝疾病、心血管疾病、腦部退化、免疫疾病、神經系統疾病，乃至於整體生理機能的衰老中，都扮演了非常關鍵的角色。因此，步入更年期及停經的中年女性朋友，應該、必須、也值得好好關注自己血糖的變化，千萬不要放任它默默升高，無形中對健康造成破壞，也讓自己更容易呈現衰老樣態。

●●● 更年期易致血糖飆升，荷爾蒙補充有助穩定

那麼，更年期的荷爾蒙變化對血糖有什麼影響呢？妳或許猜到了，沒錯！就跟膽固醇數值及腰圍的游泳圈一樣，當女性步入更年期及停經階段，血糖就容易上升。

近期權威內分泌醫學期刊《自然回顧──內分泌學》（*Nature Reviews Endocrinology*）的一篇探討女性更年期與糖尿病的研究報告中指出，更年期這個過度期間，年紀增長及雌激素下降，會使女性體內出現許多複雜的生理轉變，例如：肌肉量下降、能量消耗減少、胰島素分泌變化、胰臟分泌胰島素的 β 細胞凋亡增加、肝臟代謝胰島素增加、胰島素的作用變差、慢性發炎增加、身體活動量減少、腹部脂肪增加、胰島素阻抗性增加等等。

這些生理變化，都會促使女性罹患糖尿病的風險上升。而糖尿病又容易促使卵巢功能提早衰退，導致女性提早停經，而停經又增加這些代謝疾病的風險，可以說是一個惡性循環。最終，這些現象會使得進入更年期或停經的女性，罹患心血管疾病的風險也跟著上升。

既然如此，那麼，荷爾蒙補充療法有助於血糖控制、

打破這樣的惡性循環嗎？答案是：有！同樣的，我們就拿「女性健康促進計畫」（WHI）荷爾蒙研究來看，當大家的注意力都放在荷爾蒙與乳癌的議題上時，鮮少人及媒體會再去注意到後續「女性健康促進計畫」（WHI）研究透露出來的其他重要訊息。

在女性健康促進計畫—雌激素併用黃體素（WHI－CEE＋MPA）的研究中，針對補充荷爾蒙前3年收集的血糖相關數據進行分析，結果顯示，沒有罹患糖尿病的女性中，有補充荷爾蒙的組別比起補充安慰劑的組別，罹患糖尿病的風險降低21%，而且胰島素阻抗性有明顯改善。這項研究結果刊登在歐洲糖尿病研究學會（European Association for the Study of Diabetes，簡稱 EASD）的官方醫學期刊《Diabetologia》。如果分析整個5.6年的荷爾蒙治療過程，結果依然相同，有補充荷爾蒙的女性，糖尿病風險降低19%。

另一個女性健康促進計畫—單用雌激素（WHI－CEE）的研究也得出了類似的結果，分析整個治療7.2年的數據，有補充雌激素（CEE）的女性，比補充安慰劑的女性，糖尿病風險降低14%。然而，值得注意的是，後續的追蹤發現，停用了荷爾蒙治療後無論是單純補充

雌激素（CEE）還是同時補充雌激素（CEE）與黃體素（MPA），這樣的好處就消失了。研究結果刊登在權威醫學期刊《美國醫學會雜誌》（*JAMA*）。

荷爾蒙療法能降血糖，糖尿病風險減少三成

一項重要的隨機分派雙盲安慰劑控制的 HERS 荷爾蒙研究（The Heart and Estrogen ／ progestin Replacement Study，簡稱 HERS），針對已罹患冠狀動脈心臟病但尚未罹患糖尿病的女性，探討荷爾蒙補充療法對血糖及未來糖尿病風險的影響。追蹤 4.1 年的結果顯示，使用安慰劑的女性空腹血糖顯著上升，而補充荷爾蒙的女性則無此現象；而且，補充荷爾蒙的女性糖尿病發生率較安慰劑組低，風險降低高達 35%！該研究結果刊登於知名醫學期刊《內科醫學年鑑》（*Annals of Internal Medicine*）。

近期一份綜合了 18 個隨機分派臨床試驗的統合分析報告也指出，荷爾蒙補充療法，不論是單純補充雌激素或合併補充雌激素與黃體素，皆能降低糖尿病風險，降低幅度為 13 至 17% 不等。該研究報告發表於權威醫學期刊

《美國醫學會雜誌》（*JAMA*）。另一個綜合了一百多個隨機分派臨床試驗的統合分析報告顯示，對於尚未罹患糖尿病的女性，補充荷爾蒙可以降低糖尿病風險；對於已罹患糖尿病的女性，則有助於降低空腹血糖並改善胰島素阻抗性。

綜合各項研究，荷爾蒙補充療法對糖尿病的影響，我們可以參考國際女性健康機構——北美停經學會（NAMS）的官方聲明。該組織根據最新醫學研究證據，於 2022 年修訂的荷爾蒙補充療法聲明中，針對糖尿病部分提到以下幾個重點，值得女性朋友參考：

- 荷爾蒙療法有助改善代謝症候群相關指標，並顯著降低糖尿病發生率高達 30%。
- 對於已罹患糖尿病且受到更年期症狀困擾的女性，荷爾蒙療法不僅能緩解更年期症狀、改善生活品質，還有助於血糖控制。
- 對於有更年期症狀又罹患糖尿病的女性，確實可以考慮使用荷爾蒙補充療法。然而，荷爾蒙療法對血糖調控的好處，一旦停止使用荷爾蒙即會消失。

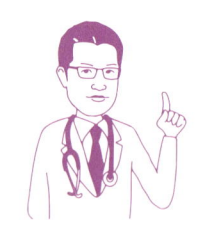

佳鴻醫師的健康叮嚀

★ **更年期與血糖波動：關注血糖管理的重要性**
- 更年期女性易因荷爾蒙變化導致血糖上升，增加代謝疾病風險。
- 腹部脂肪堆積與血糖異常密切相關，長期影響包括糖尿病、心血管疾病和失智症。
- 血糖異常會引發慢性發炎及氧化壓力，進一步危害全身健康。

★ **荷爾蒙變化與糖尿病風險：惡性循環需打破**
- 雌激素下降會導致胰島素阻抗性增加、肌肉量減少及能量消耗降低。
- 更年期女性糖尿病風險上升，可能加速卵巢功能衰退，形成惡性循環。
- 積極介入可打破此循環，減少代謝疾病的發生。

★ **荷爾蒙補充療法對血糖的保護作用**
- 「女性健康促進計畫」（WHI）研究顯示，補充荷爾蒙可降低糖尿病風險21%，並改善胰島素阻抗性。

- 單純補充雌激素（CEE）的女性，其糖尿病風險降低約 14%。
- 然而，停用荷爾蒙後，相關益處將逐漸消失。

★ **HERS 研究：荷爾蒙療法降低糖尿病風險顯著**
- 補充荷爾蒙的女性，糖尿病風險降低 35%，空腹血糖無明顯上升。
- 使用安慰劑的女性，空腹血糖明顯增加，糖尿病發病率較高。
- 該研究結果進一步支持荷爾蒙對血糖的調控效果。

★ **國際研究與統合分析的支持**
- 綜合多項研究，荷爾蒙補充療法可降低糖尿病風險 13 至 17%。
- 對於已罹患糖尿病的女性，荷爾蒙補充能改善血糖控制及胰島素阻抗性。
- 研究指出，荷爾蒙補充的代謝改善效果在停用後消失，需長期維持使用。

- ★ **使用荷爾蒙療法的建議與限制**
  - 對更年期症狀嚴重且罹患糖尿病的女性,荷爾蒙補充療法有助於血糖管理與症狀緩解。
  - 國際女性健康機構建議,荷爾蒙補充療法可降低糖尿病發生率高達 30%。
  - 荷爾蒙療法需根據個人健康狀況評估,並在專業醫師指導下進行。

第 15 章

女性健康的隱形威脅
不可忽視的心血管疾病

It's not what you don't know that will kill you,
it's what you know that ain't really so.

真正的危險不是你不知道的東西,
而是你以為對的但其實是錯的東西。

—— 馬克・吐溫（Mark Twain），
美國作家，演說家，幽默大師

••• 心血管疾病致命，女性健康的頭號殺手

許多女性聽到乳癌便驚慌失措，深怕自己罹患乳癌，但一聽到自己有高血壓、高血糖、高血脂、體脂過高、腰圍粗的問題，似乎又不那麼緊張，好像無關痛癢？！然而，這些心血管疾病相關的危險因子，更值得、也更需要女性朋友的密切關注，因為心血管疾病是女性健康的真正殺手！

看看西方國家的數據，研究指出，心血管疾病是女性主要死因的首位，占了將近一半的死亡案例。美國因為心臟血管疾病死亡的女性人數，是乳癌的 6 倍！所以說，心血管疾病是女性真正的健康殺手，一點也不為過。

事實上，不只西方國家如此，臺灣也是，我們來看看臺灣真實的統計數據就一目瞭然。2022 年女性 10 大死因排行榜中，與心血管疾病相關的死因就占了 3 個！包括：每 10 萬人口有 86.1 人死於心臟疾病；每 10 萬人口 44.8 人死於腦血管疾病；每 10 萬人口有 37.3 人死於高血壓性疾病。將這些數據加總起來，每 10 萬人口有 168.2 人死於這 3 項心血管疾病。

我們再來看看女性 10 大癌症死因當中的女性 3 癌：

乳癌、卵巢癌及子宮癌。每10萬人口有24.1人死於乳癌；每10萬人口有6.5人死於卵巢癌；每10萬人口有5.2人死於子宮頸及子宮癌。將這些數據再加總起來，則每10萬人口有35.8人死於這女性3癌。數據兩相比較，死於心血管疾病的女性人數，是死於女性3癌人數的4.7倍之多！即便我們把女性前10大癌症人數全部加總起來，每10萬人口有142人死於女性10大癌症，人數還是不及死於3項心血管疾病的總人數！

所以，如果要說女性健康的最大敵人、真正可怕的沉默殺手，當然非心血管疾病莫屬，從數據來看，答案再清楚不過。各位女性朋友，可千萬要認清威脅自己健康的真正敵人，這個敵人，讓妳平常可能都無感，一旦有感可能就是致命一擊、非死即殘！

•• 更年期潛藏多重隱憂，心血管問題不可輕忽

女性進入更年期及停經這個重要的人生轉折點時，體內失去女性荷爾蒙的保護，隨之而來的是各種代謝相關問題，且罹患心血管疾病的風險也會升高，這是一個女性朋

友必須認真嚴肅看待的問題,卻常常被輕忽。試想,心血管疾病(如:心肌梗塞或腦中風)一旦發生,除了最嚴重的情況可能造成死亡之外,沒有死亡的也往往會留下一些後遺症,例如行動不便、肢體無力、臥床、腦力體力或心肺功能衰退、生活無法自理等。這些後遺症,不僅嚴重影響個人的生活品質,甚至會波及整個家庭。

對個人健康來說,心血管疾病事件的重擊常常使健康狀況每況愈下,增加失能甚至死亡的風險。這些負面影響,與乳癌或其他癌症相比,實有過之而無不及。那麼,荷爾蒙補充療法在心血管疾病方面,扮演什麼角色呢?

前面章節我們提到,中年女性失去荷爾蒙後,對於體重、腹部脂肪及血糖控制會造成負面影響,而荷爾蒙補充療法能對這些問題帶來正面幫助,而這些正面助益,當然也有助於降低未來發生心血管疾病的風險。

••• 預防心血管疾病,
　　荷爾蒙補充是重要防線

歐洲心臟醫學會官方期刊《*European Heart Journal*》於 2021 年發表了一份整合歐洲心臟學專家、婦產科專

家、內分泌學專家的共識報告，針對處於更年期的女性心血管健康提出了許多重要的觀點和建議，其中包括幾個重點：

- **缺血性心臟病與中風的危害**：缺血性心臟病（如：心肌梗塞）及中風，是造成女性生活失能的兩種最常見心血管疾病。
- **更年期與雌激素缺乏對健康的影響**：當女性進入更年期及停經，逐漸失去雌激素，會出現一系列健康問題，如血管內皮功能異常、發炎增加、內分泌系統改變導致血壓升高、自律神經系統失調導致心率變異異常、血管舒張功能減弱、體脂肪增加且主要集中在腰圍、胰島素阻抗性及血糖異常、血脂異常並容易出現血管粥狀動脈硬化等。
- **荷爾蒙補充療法的益處**：荷爾蒙補充療法是治療更年期症狀最有效的方式，還能有效緩解生殖泌尿道症狀、預防骨質流失、改善因更年期引起的情緒問題。
- **荷爾蒙補充療法與心血管健康**：停經後越早開始使用荷爾蒙，對於心血管健康的好處越大。在 60 歲

前且停經後 10 年內開始使用荷爾蒙,能夠降低心血管疾病及任何原因造成的死亡率。

- **卵巢功能不全與荷爾蒙補充療法**:若在 40 歲前出現卵巢功能不全(Premature Ovarian Insufficiency,簡稱 POI),更應該使用荷爾蒙補充療法,以預防更年期症狀以及未來可能產生的心血管疾病、骨質流失、認知功能退化。

以上建議表明,荷爾蒙補充療法對於改善更年期女性的整體健康及心血管健康具有重要作用。更年期女性應該與醫生討論,根據個人情況評估是否適合使用荷爾蒙補充療法,以便有效地保護自己的心血管健康並改善生活品質。

荷爾蒙療效常被低估,健康風險因此升高

荷爾蒙對於女性心血管健康極為重要,然而,從前述多個章節內容可知,「女性健康促進計畫」(WHI)研究導致許多女性不敢或停止使用荷爾蒙。那麼,女性不敢使

用荷爾蒙這樣的現象，是否對女性的心血管疾病或死亡率帶來負面影響呢？答案是肯定的！

2002年「女性健康促進計畫」（WHI）公告初步結果後，全世界媒體大肆報導，使得荷爾蒙的負面印象深植女性腦海，成功塑造了女性對荷爾蒙的恐懼。許多女性因此不敢使用荷爾蒙，甚至停止使用，即使如前述分析所示，荷爾蒙有很多種，並非所有荷爾蒙都與「女性健康促進計畫」（WHI）研究中使用的相同。然而，「女性健康促進計畫」（WHI）研究公告後的效應，讓女性們聞荷爾蒙色變，各種荷爾蒙因此被打入冷宮，避之唯恐不及，大眾將焦點放在被放大的負面消息，幾乎忽略了「女性健康促進計畫」（WHI）研究中所帶來的正面結果。

「女性健康促進計畫」（WHI）研究後續10年追蹤分析顯示，對於剛停經、年齡在50至59歲、無子宮、單純補充雌激素（CEE）的女性，補充雌激素（CEE）的好處遠大於壞處。不僅整體死亡率降低、心血管疾病死亡率降低、乳癌風險降低，因乳癌造成的死亡率也明顯降低，是利大於弊。然而，2002年「女性健康促進計畫」（WHI）對荷爾蒙補充療法造成的負面效應過大，即便是剛停經、年齡在50至59歲、做過子宮切除術的女性，因

對荷爾蒙的擔心與疑慮，也不敢補充雌激素。

資料顯示，2002 年「女性健康促進計畫」（WHI）公告前，那些做過子宮切除術的停經女性有高達 90% 會補充雌激素，但在「女性健康促進計畫」（WHI）結果公告後，這個比例急劇下滑了約八成。換句話說，原本這群女性可以透過補充雌激素來降低心血管疾病死亡率及整體死亡風險，但因「女性健康促進計畫」（WHI）研究，導致她們不敢補充荷爾蒙，失去了這個好處。

芬蘭的大規模資料庫研究，追蹤 30 幾萬個停止使用荷爾蒙的女性後續心血管疾病的變化，並與持續使用荷爾蒙的女性比較，分析結果發現，女性在停止使用荷爾蒙後，心臟病及中風造成的死亡風險，明顯高於持續使用荷爾蒙的女性。尤其在剛停用荷爾蒙後的 1 年內，這個風險增加特別明顯。

恐懼導致救命療法被忽略，心血管風險不斷攀升

美國耶魯大學的研究團隊進行了分析，探討「女性健康促進計畫」（WHI）研究對荷爾蒙療法的負面影響，導

致多少原本可以避免的死亡。學者們以「女性健康促進計畫」（WHI）研究中 50 至 59 歲、切除子宮、單純補充雌激素（CEE）的女性追蹤 10 年的死亡率數據為基礎，去估計在 2002 至 2011 年這 10 年間，美國實際人口中有同樣條件（剛停經、介於 50 至 59 歲、切除子宮）的女性中，因「女性健康促進計畫」（WHI）研究而避免補充雌激素所造成的死亡數。

結果顯示，這 10 年間原本可以透過補充雌激素而避免的死亡，估算最少有 1 萬 8 千人，最多高達 9 萬人，而主要死因就是心血管疾病。學者認為，「女性健康促進計畫」（WHI）研究顯示，單純補充雌激素（CEE）在較年輕的停經女性身上，好處遠多於壞處。然而，自 2002 年以來，女性補充雌激素的比例每年持續下降，使用率減少高達九成，反而造成更多心血管疾病相關的死亡。

即便「女性健康促進計畫」（WHI）後續的追蹤研究報告有許多正面的結果，但這些結果未能廣為人知，也無法抵銷 2002 年「女性健康促進計畫」（WHI）研究初步結果在女性心中種下的恐懼，導致女性們依舊避免使用荷爾蒙。因此，耶魯大學研究團隊的領導者薩雷爾（Sarrel）教授不斷呼籲，媒體、專業醫療人員以及女性

民眾應該對這些正面的荷爾蒙研究報告有更確切的認識，清楚瞭解哪些荷爾蒙對哪些族群有好處，而不是一竿子打翻所有荷爾蒙，將其視為毒蛇猛獸，導致女性不敢使用，否則，將犧牲數以萬計的女性生命，而這些死亡本來是可以透過荷爾蒙補充療法來避免的。

當薩雷爾教授在 2013 年發表這樣的評論時，他更擔心，在未來 10 年，美國數以百萬計的戰後嬰兒潮女性將步入 50 至 59 歲的年齡層，倘若荷爾蒙議題未獲得正視與瞭解，未來 10 年內，原本可以透過補充荷爾蒙而避免的女性死亡數，將會是 2002 至 2011 年估計死亡數的數倍。

時間無法倒轉，人生劇本一旦過去就無法重演。各位正處於中年的女性朋友們，妳希望自己的人生劇本怎麼演下去？

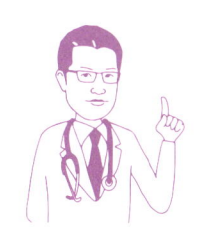

佳鴻醫師的健康叮嚀

★ **心血管疾病：女性健康的頭號殺手**
- 心血管疾病是女性主要死因，美國女性因心血管疾病死亡人數是乳癌的 6 倍。
- 2022 年臺灣女性心血管疾病死亡人數，遠高於死於女性 3 癌（乳癌、卵巢癌、子宮癌）的人數。
- 心血管疾病的威脅通常無感，但一旦發作，可能導致致命或永久性傷害。

★ **更年期與心血管健康：荷爾蒙的保護作用**
- 更年期後雌激素減少，增加心血管疾病風險，諸如血壓升高、血脂異常及動脈粥狀硬化。
- 荷爾蒙補充療法能降低心血管疾病風險，尤其在停經後 10 年內開始效果更佳。
- 卵巢功能不全女性，若早期補充荷爾蒙，可預防心血管疾病及骨質流失等問題。

★ **荷爾蒙補充療法的誤解：被低估的健康益處**
- 2002 年「女性健康促進計畫」（WHI）引發對荷爾蒙療法的恐懼，導致使用率大幅下降。

- 研究顯示，剛停經女性補充雌激素，可降低心血管疾病及整體死亡率。
- 停用荷爾蒙的女性，心臟病及中風造成的死亡風險顯著升高，尤其在停用後 1 年內。

★ **預防心血管疾病：荷爾蒙補充的關鍵性角色**
- 荷爾蒙補充療法不僅改善更年期症狀，還可預防骨質流失及情緒問題。
- 雌激素補充對年輕停經女性的心血管健康利大於弊，但常被忽視。
- 美國耶魯大學研究估計，因忽略雌激素補充，10 年間約有 1.8 萬至 9 萬女性死於心血管疾病。

★ **恐懼的代價：荷爾蒙療法與女性死亡率**
- 媒體對「女性健康促進計畫」（WHI）研究初步結果的放大報導，忽視其後續正面結論。
- 女性對荷爾蒙的恐懼，導致健康益處被低估，反而增加死亡風險。
- 如果未能正視荷爾蒙的益處，未來 10 年的心血管疾病相關死亡數將大幅攀升。

第 16 章

骨質疏鬆不容輕忽
臺灣骨折率為何居高不下

Take care of your body.
It's the only place you have to live.

照顧好你的身體。
那是你唯一必須居住的地方。

──吉姆・羅恩（Jim Rohn），
美國企業家、作家與激勵演說家

••• 預防骨折保骨本，
　　提早行動防止骨質流失

女性進入更年期及停經後，由於骨質迅速流失，容易引發骨質疏鬆，進而增加骨折風險，這對女性健康影響重大，全球皆然。世界衛生組織（WHO）表示，骨質疏鬆症僅次於冠狀動脈心臟病，是非常重要的疾病之一。根據國民健康署統計，國內 60 歲以上的人口中，有 16% 罹患骨質疏鬆，其中八成是女性！

女性從 35 歲開始骨質逐漸流失，這好比建築物的鋼筋漸漸生鏽。到了更年期，荷爾蒙下降，骨質流失加速，停經後，骨質流失更是急劇增加。骨質流失不僅可能造成身高變矮、駝背和腰痠背痛，更重要的是，骨折風險大幅增加！稍有不慎跌倒或碰撞，就可能骨折。研究顯示，臺灣髖部骨折發生率為亞洲第 1。一旦髖關節或脊椎骨折，不僅疼痛，還可能需要手術治療，老年人復原能力較慢，行動不便，臥床機會增加，死亡風險也隨之提高。髖部骨折第 1 年的死亡率可達 15% 至 20%，遠高於許多癌症！

骨折後行動力受影響，生活品質下降。老人因此更不敢活動，骨質進一步流失，肌肉萎縮，導致肌少症，平衡

感和活動力下降,進入再次跌倒、再次骨折的惡性循環。免疫力、代謝和腦力也跟著變差,慢性病問題加劇,死亡率隨之大幅增加,這些都是骨質流失帶來的嚴重影響,對家庭、經濟和社會造成衝擊。

預防重於治療,骨質流失的問題不應等到 50 幾歲或停經才擔心。骨質從 30 幾歲就開始慢慢流失,好比河流逐漸侵蝕河岸,而一旦進入停經,由於失去荷爾蒙,脊椎和髖關節的骨質在停經後的前幾年會迅速流失。在 2025 年將步入超高齡社會的臺灣,骨質疏鬆應更被重視,尤其這是一個可以預防的疾病!預防遠比事後補救有效。

研究顯示,荷爾蒙補充療法不僅能治療,也是預防骨質疏鬆的有效方法。在女性健康促進計畫—雌激素併用黃體素(WHI–CEE＋MPA)可降低 24% 整體骨折風險、降低 33% 髖關節骨折風險、降低 35% 脊椎骨折風險;女性健康促進計畫—單用雌激素(WHI–CEE)也有類似效果,可降低 29% 整體骨折風險、降低 35% 髖關節骨折風險、降低 36% 脊椎骨折風險。

◦◦◦ 停用荷爾蒙骨折風險飆升，
　　骨質流失影響難以避免

　　荷爾蒙補充療法可以有效降低女性骨質疏鬆及骨折的風險；相反地，如果不補充荷爾蒙，就得不到這些益處。那麼，我們不免好奇，在 2002 年「女性健康促進計畫」（WHI）初步研究結果公告後，全球眾多女性因為擔心而不敢使用或停用荷爾蒙，這對女性的骨質疏鬆及骨折有何影響？

　　美國南加州大型醫療保健組織凱薩醫療（Kaiser Permanente）針對這個議題進行了研究，追蹤 8 萬多名在 2002 年「女性健康促進計畫」（WHI）公告研究結果前有使用荷爾蒙補充療法的女性，記錄她們的荷爾蒙使用狀況、其他藥物使用、骨質密度變化及髖關節骨折情況，並追蹤至 2008 年。分析結果顯示，停用荷爾蒙補充療法的女性，髖關節骨折風險增加了 55%！而且骨折風險在停用荷爾蒙兩年後就開始出現，表示荷爾蒙所帶來的骨質保護效果在停用兩年後消失了。這就像是一座橋梁失去維護，結構逐漸削弱，最終崩塌。分析還發現，停用荷爾蒙越久，骨質密度越低，意味著骨質持續流失，骨折風險也隨

著停用時間越久而增加。

另一大型資料庫研究則分析了 2000 至 2005 年,「女性健康促進計畫」(WHI)研究公告前後,40 到 69 歲更年期及停經女性使用荷爾蒙的狀況、骨質藥物使用及骨質疏鬆骨折發生率的變化。結果發現,這段期間內,女性荷爾蒙的使用率因「女性健康促進計畫」(WHI)研究影響而明顯下降,而骨折發生率在「女性健康促進計畫」(WHI)初步結果公告後的 3 年內明顯增加,包括手臂橈骨及尺骨的骨折、脊椎骨的骨折、肋骨的骨折、髖關節及骨盆的骨折,這些骨折發生率都有明顯增長。

從這些研究中可以明顯看出,荷爾蒙補充療法能有效預防骨質疏鬆及骨折。一旦停用,這些保護效果將逐漸失去,骨折風險也將隨之提高。

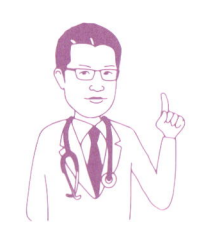

佳鴻醫師的健康叮嚀

★ **骨質流失：停經女性健康的隱形威脅**
- 女性 35 歲後骨質逐漸流失，更年期和停經加速流失速度。
- 停經後骨質迅速減少，導致身高變矮、駝背及骨折風險顯著增加。
- 髖關節骨折死亡率高達 15% 至 20%，對生活品質和家庭造成巨大影響。

★ **預防骨質疏鬆：早期行動更勝事後補救**
- 骨質流失從 30 幾歲開始，應提早預防，而非等到停經後才關注。
- 停經後脊椎和髖關節的骨質流失尤其迅速，影響骨骼結構穩定性。
- 荷爾蒙補充療法能有效降低骨質流失及骨折風險，預防勝於治療。

★ **荷爾蒙補充療法：骨折風險降低的關鍵**
- 「女性健康促進計畫」（WHI）研究顯示，荷爾蒙補充療法可降低骨折風險 24% 至 36%。

- 單純使用雌激素（CEE）也能有效減少脊椎、髖關節骨折風險達 35% 以上。
- 荷爾蒙補充療法適合不同階段的更年期女性，助於提升骨骼健康。

★ **停用荷爾蒙的後果：骨折風險顯著攀升**
- 停用荷爾蒙兩年後，骨折風險顯著增加，髖關節骨折風險升高 55%。
- 停用越久，骨質流失越多，骨折風險隨著停用時間而增加。
- 停用荷爾蒙的骨質影響如橋梁失去維護，逐漸崩壞，結構不穩。

★ **公眾恐懼的代價：「女性健康促進計畫」（WHI）研究影響下的骨質危機**
- 「女性健康促進計畫」（WHI）初步結果引發對荷爾蒙的恐懼，全球女性荷爾蒙使用率驟降。
- 「女性健康促進計畫」（WHI）後期研究顯示荷爾蒙益處大於弊，但初步負面印象未被扭轉。
- 荷爾蒙使用率下降導致骨折發生率上升，影響範圍遍及多部位骨骼。

自我健康手扎

第 17 章

憂鬱症高居榜首
更年期荷爾蒙調節能解憂

The greatest discovery of any generation is that
a human being can alter his life by altering his attitude.

人最偉大的發現是，
一個人能通過改變他的態度來改變自己的生活。

——威廉・詹姆斯（William James），
美國哲學家及心理學家

••• 更年期壓力引發憂鬱，忽視健康恐生長期影響

憂鬱會對一個人的生理、心理、社交、工作和生活等各方面造成負面影響，不僅如此，憂鬱還會影響認知功能，增加心血管疾病及死亡的風險。研究指出，患有憂鬱症的人，其因自殺而死亡的風險是一般人的 20 倍，因心肌梗塞或中風而死亡的風險也較高。憂鬱的影響如同黑雲籠罩生活的各個角落，根據世界衛生組織（WHO）的推估，憂鬱症在 2030 年將超越其他疾病，成為全球疾病負擔排行榜的首位。

對於邁入更年期及停經的中年女性來說，憂鬱是一個需要被關注但實際上卻被輕忽的問題。2022 年 4 月，《華爾街日報》（The Wall Street Journal）一篇標題為「為什麼這麼多中年女性都在使用抗憂鬱劑？」（Why so many women in middle age are on antidepressants?）的報導，提出中年女性憂鬱這個重要議題。

無獨有偶，國際女性心理健康領域的知名學者，澳洲的 Jayashri Kulkarni 教授，長年專注於女性心理疾病與荷爾蒙治療的研究。近期，她在國際頂尖權威科學期刊

《自然》（Nature）發表題為「為什麼女性憂鬱如此被誤解？」（Why depression in women is so misunderstood?）的文章，指出女性憂鬱的好發率是男性的 2 倍，而且在更年期的這段過度期間達到高峰。研究顯示，在更年期及停經前後這段期間，女性罹患憂鬱症狀的盛行率高達 40%，也就是每 10 位處於更年期過度期的女性中，就有 4 位有憂鬱症狀。

而這時期的女性，可能要同時面對工作、家庭、親密關係、親子關係，以及更年期對身心造成的改變等多方面的壓力，這時罹患憂鬱症狀，無疑是雪上加霜，嚴重影響生活品質。然而，如此重要的女性健康議題，似乎沒有獲得應有的重視，即便在學術研究領域也是如此。

荷爾蒙平衡有助抗憂鬱，雌激素療法助妳重拾活力

一份 2021 年發表的研究報告，針對掌握美國龐大研究經費的美國國家衛生研究院（NIH）在研究經費分配與性別議題研究的關聯性進行分析，結果顯示，女性健康議題相關研究所獲得的研究資源，遠低於男性健康議題。

庫爾卡尼（Kulkarni）教授長期的研究指出，更年期及停經期間，女性腦中的荷爾蒙（包括雌激素、黃體酮、睪固酮等）產生劇烈變化，影響情緒及行為相關的荷爾蒙如血清素（Serotonin）、多巴胺（Dopamine）的作用，導致女性心理健康受到影響。許多人對傳統抗憂鬱症藥物反應不佳，而雌激素補充療法可以扮演重要角色，有助改善症狀。

事實上，庫爾卡尼教授的研究發現，雌激素療法不僅對女性憂鬱有幫助，對女性思覺失調症（Schizophrenia）也有助益，這也是為何她強調這個既是荷爾蒙、也是神經固醇（Neurosteroid）的雌激素，對女性心理健康的重要性。其他研究也指出，正經歷更年期及停經過度期的女性，罹患憂鬱症狀的風險是年輕女性的 2 至 4 倍，這主要與體內雌激素濃度在此期間劇烈變化有關，也與過去是否曾罹患憂鬱症有關。

有學者曾做隨機雙盲分派安慰劑控制的研究（Double-blind randomized placebo-controlled trial）證實，女性體內最重要的雌激素—雌二醇（E2）可以有效治療女性在更年期期間所產生的憂鬱症狀；也有研究發現，罹患憂鬱的停經女性在使用雌二醇（E2）有效控制憂鬱症狀後，若

停用荷爾蒙，憂鬱症狀會明顯復發。

近期有學者進一步探討荷爾蒙補充療法除了用來治療憂鬱症狀，是否能夠提前一步預防憂鬱症狀的產生。我們都希望做到預防勝於治療，如果可以預防，沒有人願意罹病。學者針對 45 至 60 歲、正處於更年期或剛停經不久且無憂鬱症狀的女性，進行了一個隨機雙盲分派的研究，實驗組使用生物等同性雌二醇（E2）及生物等同性黃體酮（P4），另一組則接受安慰劑。經過 12 個月的治療與追蹤，結果發現，接受荷爾蒙治療的女性罹患憂鬱症狀的比例明顯低於安慰劑組，顯示荷爾蒙補充療法可以有效預防女性在更年期的憂鬱症狀。研究結果發表在權威的精神病學期刊《*JAMA Psychiatry*》。

●● 停用荷爾蒙憂鬱再現，重新補充讓心情回穩

在 2002 年，「女性健康促進計畫」（WHI）研究公告初步結果後，導致女性們不敢使用或停用荷爾蒙，這對女性的心理健康產生了負面影響。

加拿大的學者針對在醫院身心科部門就診、長期補充

荷爾蒙且憂鬱症狀控制穩定的女性進行研究，比較「女性健康促進計畫」（WHI）公告結果之前及之後，這些女性荷爾蒙的使用狀況及憂鬱症狀的變化。結果發現，在「女性健康促進計畫」（WHI）研究結果公告後的兩個月內，許多原本補充荷爾蒙且憂鬱病況穩定的女性停用了荷爾蒙，而許多人的憂鬱症狀在停用後的一個月內便復發，重新使用荷爾蒙後，許多人的症狀又獲得緩解。

庫爾卡尼教授在撰文中也表示，「女性健康促進計畫」（WHI）研究在 2002 年公告的結果，後續已經受到許多其他研究的指正與反駁。而且兩大國際上重要的女性健康組織：北美停經學會（NAMS）及國際停經學會（IMS）在各自最新修訂的荷爾蒙療法官方聲明及指引中，也強調荷爾蒙療法對於剛停經的女性來說是安全且利大於弊的。

然而，許多女性依舊深受最初「女性健康促進計畫」（WHI）研究結果的影響，專業醫療人員可能也沒有認知到更年期是造成中年女性憂鬱的原因之一，導致荷爾蒙療法的使用依舊偏低，女性無法得到荷爾蒙補充療法所帶來的好處。更年期或停經時期的女性心理健康是一個重要課題，但許多女性朋友往往求助無門，或輕忽了它對自己整

體健康及生活品質的負面影響。

　　透過各種研究，我們可以清楚知道，荷爾蒙對女性的情緒及心理健康是非常重要的。就像是一把能調節心靈溫度的「調節器」，荷爾蒙可以幫助女性保持心理健康平衡，提升生活品質。因此，我們應該理解並重視更年期女性的心理健康需求，投入更多關注與資源到這一領域，更重視荷爾蒙補充療法在女性更年期及停經時期的應用，幫助更多女性度過這一重要的人生轉折。

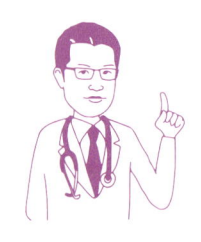

佳鴻醫師的健康叮嚀

★ **更年期憂鬱：被忽視的重大健康議題**
- 女性憂鬱發生率是男性 2 倍，在更年期及停經期間，女性憂鬱的盛行率高達 40%。
- 憂鬱影響女性身心健康，增加心血管疾病及死亡風險，甚至增加自殺死亡的風險。
- 工作、家庭及身體變化的多重壓力，讓更年期女性憂鬱問題更為嚴重，但常被輕忽。

★ **荷爾蒙的角色：調節心理健康的關鍵**
- 更年期女性腦中荷爾蒙波動影響血清素和多巴胺，導致情緒失調與憂鬱症狀。
- 雌激素補充療法能有效改善更年期憂鬱，甚至對思覺失調症有助益。
- 雌激素療法可作為抗憂鬱藥物的補充選擇，幫助傳統療法無效的患者。

★ **預防憂鬱：荷爾蒙補充療法的重要性**
- 隨機雙盲研究顯示，荷爾蒙補充療法可有效預防 45 至 60 歲女性憂鬱症狀的發生。

- 生物等同性雌二醇（E2）與黃體酮（P4）補充療法，降低更年期過度期憂鬱風險。
- 預防勝於治療，荷爾蒙補充不僅改善現有症狀，還能減少憂鬱的發生。

★ **停用荷爾蒙的後果：憂鬱症狀迅速復發**
- 2002年「女性健康促進計畫」（WHI）結果引發恐慌，導致女性停用荷爾蒙。
- 停用荷爾蒙後，憂鬱症狀在1個月內復發的情況常見，重新使用後獲得緩解。
- 長期停用荷爾蒙的女性，心理健康可能惡化，生活品質大幅下降。

★ **重視更年期心理健康：荷爾蒙療法的應用價值**
- 荷爾蒙是女性情緒的「調節器」，能幫助穩定心理健康，提升生活品質。
- 北美停經學會（NAMS）及國際停經學會（IMS）最新指引強調，荷爾蒙療法對於剛停經女性是安全且利大於弊。
- 應加強對更年期心理健康的關注，提升女性獲得荷爾蒙療法支持的可及性。

自我健康手扎

第 **18** 章

COVID-19 與免疫力
荷爾蒙在免疫調節的關鍵角色

The only real mistake is the one from which we learn nothing.

唯一真正的錯誤,是我們沒有從中學到任何東西的那個。

——亨利・福特(Henry Ford),
美國工業家,福特汽車公司創始人

••• 荷爾蒙助力抗新冠，強化免疫抵禦病毒

從 2019 年底至今，COVID-19 疫情在全球各國造成了深遠且重大的社會、經濟及醫療影響，對健康構成了嚴重威脅，並導致大量死亡。那麼，荷爾蒙在 COVID-19 感染中是否扮演了什麼角色呢？

學者們從累積的統計資料中發現，雖然男性及女性同樣會受到 COVID-19 病毒感染，但男性的重症住院率及死亡率似乎比女性高；而在感染 COVID-19 的女性中，55 歲以上的女性死亡率明顯高於年輕女性。從這些現象來看，學者認為，體內性荷爾蒙的不同可能是其中的一個原因。

研究顯示，女性體內的雌二醇（E2）及黃體酮（P4）能夠產生協同作用，調節免疫細胞 T 細胞及 B 細胞的功能，並且抑制促發炎激素（Proinflammatory cytokines）的製造，有助於抗發炎。這可以解釋年輕女性與 55 歲以上女性在死亡率上的差異，因為年輕女性體內有高濃度的雌二醇（E2）保護；至於 55 歲以上的女性，大多數已進入停經狀態，體內雌二醇（E2）及黃體酮（P4）濃度降到極低，因而失去了荷爾蒙在免疫調節方面的好處，就像

失去了強大的防護罩。

近期一份基於美國 COVID-19 資料庫的研究分析報告指出，50 歲以上使用荷爾蒙補充療法的女性，感染 COVID-19 病毒後的病情嚴重程度較低、住院天數較短、死亡率也較低。瑞典一份針對 50 至 80 歲已停經且感染 COVID-19 的女性的資料分析報告顯示，有補充雌激素的女性，其感染 COVID-19 後的死亡率比沒有補充的女性顯著降低，風險降低達 53%。

雌激素在防疫中顯奇效，細胞健康病毒遠離

另一個英國 COVID-19 資料庫的研究報告，針對女性使用荷爾蒙補充療法的狀況與 COVID-19 造成的全因死亡率（All－Cause Mortality）做了分析。結果顯示，在校正了可能影響 COVID-19 死亡率的相關變數（如：年齡、慢性病史、體重、吸菸、肺部疾病等）後，有使用荷爾蒙療法的女性，其 COVID-19 的死亡率依舊顯著降低。

德國學者的研究指出，雌二醇（E2）有許多重要的生理作用，包括有助於降低肺部血管的通透性以減少肺

水腫、調控一氧化氮（NO）的製造幫助血管擴張避免缺氧、調控白細胞介素－6（Interleukin-6，一種與免疫相關的細胞激素）避免發炎、調控ACE2蛋白（Angiotensin-converting enzyme 2，一種在細胞膜上的蛋白質受體，新冠病毒可以透過與ACE2受體蛋白結合來入侵細胞）等等。這些作用可以用來解釋為何感染COVID-19的女性死亡率比男性低。德國學者的分析中還顯示，超過50歲有使用雌二醇（E2）補充療法的停經女性，感染COVID-19後的死亡率，比沒有補充荷爾蒙的女性降低超過50%！

近期一份綜合了許多雌激素與COVID-19感染相關研究的整合報告中提到，除了雌激素對於免疫系統的調節作用之外，雌激素還能降低新冠病毒入侵宿主細胞的機率，並且抑制病毒在宿主細胞內的不斷複製。這顯示，雌激素本身還有抑制新冠病毒的作用。

我們知道，病毒要對人體健康產生威脅，首先，必須入侵我們的細胞，然後在細胞內存活並不斷複製，製造更多的病毒來攻擊我們。從上述許多研究看來，雌激素彷彿細胞的免疫盔甲，除了降低病毒感染細胞的風險，也有助減輕感染後的病情嚴重度。

從各種相關研究看來，荷爾蒙在COVID-19感染以及

免疫調節作用方面，都扮演了正面的角色。

•• 荷爾蒙調節免疫，女性更容易受到影響

前面我們提到性荷爾蒙與免疫系統的關聯性，在感染 COVID-19 病毒時對病情起了正面的作用。事實上，荷爾蒙在身體的作用和影響是全面而廣泛的，與免疫系統之間的相互溝通與雙向調節更是錯綜複雜，至今我們尚未完全解謎。此外，荷爾蒙在自體免疫疾病中也扮演了重要角色。

自體免疫疾病種類繁多，超過 80 種，常見的包括第一型糖尿病（Type 1 DM）、紅斑性狼瘡（Systemic lupus erythematosus，簡稱 SLE）、類風濕關節炎（Rheumatoid arthritis，簡稱 RA）、多發性硬化症（Multiple sclerosis，簡稱 MS）、乾癬（Psoriasis）、修格蘭氏症候群（Sjogren's syndrome）又稱乾燥症、僵直性脊椎炎（Ankylosing spondylitis，簡稱 AS）、造成甲狀腺機能亢進的葛瑞夫茲氏症（Graves' disease）、造成甲狀腺機能低下的橋本式甲狀腺炎（Hashimoto's thyroiditis）等。

美國學者的研究資料指出，自體免疫疾病是僅次於

癌症和心血管疾病後,第 3 大最常見的疾病種類。統計顯示,女性比男性更容易罹患自體免疫疾病,而在罹患多種自體免疫疾病的人中,有將近九成是女性!為何會有如此明顯的性別差異呢?

免疫疾病本來就像一團謎,非常複雜,不是三言兩語或幾個篇章就可以講清楚。它與我們的先天遺傳基因,以及後天的飲食營養、運動、睡眠、壓力、毒素、環境和荷爾蒙等因子及彼此間的交互作用都有關。自體免疫疾病當然更是如此,雖然目前仍有許多環節未知,等待未來更多研究來解謎。然而,科學家認為,男女發病率的明顯差異顯然與生理上的某些不同有關。那麼,大家會想到什麼東西是男女體內不同的呢?其中一個很重要的就是:荷爾蒙。

••• 更年期荷爾蒙變化大,免疫問題也跟著來

女性體內的荷爾蒙在一生當中有三個時期會經歷重大的變化:青春期、懷孕期、更年期及停經。這些時期荷爾蒙濃度的巨大變化會影響免疫系統及促發炎或抗發炎激素的製造,因此女性比男性更容易受到免疫疾病的困擾。

研究發現，女性在 50 歲前後即將步入停經的過度期間，血液中的嗜中性白血球（Neutrophil）比例會降低，而淋巴球（Lymphocyte）比例會增加，這使得女性罹患與淋巴球相關的自體免疫疾病的風險增加。

根據健保署截至 2022 年 11 月的統計資料，在所有已核發的有效重大傷病證明中，自體免疫疾病類別的前 3 名依次為類風濕關節炎、乾燥症、紅斑性狼瘡，3 者總和占了自體免疫疾病類別的 85%。然而，有些自體免疫疾病如僵直脊椎炎、自體免疫甲狀腺疾病（葛瑞夫茲氏症或橋本式甲狀腺炎）等，目前並未被列入重大傷病的範疇。實際上，中年女性罹患橋本式甲狀腺炎併甲狀腺功能低下的情況在門診中並不少見。

對正面臨更年期或停經的女性而言，類風濕關節炎及乾燥症特別值得注意，因為它們是這個年齡層的女性最常見且會嚴重影響生活品質的自體免疫疾病。研究顯示，類風濕關節炎及乾燥症發生率的高峰期正是落在更年期及停經期間。

類風濕關節炎是一種關節發炎的自體免疫疾病，除了造成關節的紅、腫、熱、痛、僵硬等症狀外，嚴重者甚至會導致關節變形，影響日常生活功能。可以想像成關節變

成了生銹的機械零件,影響了正常的運轉。美國一項針對罹患類風濕關節炎女性的研究指出,尚未停經的類風濕關節炎女性,其關節功能性會比已停經的更好;停經後的女性,其關節功能的退化會變得較為嚴重。另外,有使用荷爾蒙補充療法的女性,其關節功能的退化會比沒有使用荷爾蒙的女性減緩,也就是說,荷爾蒙補充療法具有保護效果。

▸▸▸ 荷爾蒙如免疫系統指揮官,穩定荷爾蒙減少更年期免疫疾病風險

瑞典一項研究針對荷爾蒙補充療法與類風濕關節炎的風險進行調查,結果顯示,在 50 至 59 歲女性中,補充荷爾蒙者罹患抗環瓜氨酸抗體(Anti-cyclic citrullinated peptide antibody,一種與類風濕關節炎相關的自體免疫抗體)陽性類風濕關節炎的風險,比未補充者降低了高達 70%。此外,研究也指出,45 歲前提早停經的女性,其罹患類風濕關節炎的風險,比正常停經年齡(約 50 歲)的女性更高。

至於乾燥症,女性與男性的比例分布更是懸殊,女性

約為男性的 10 倍。女性罹患乾燥症的高峰期是在更年期及停經期間，停經後，口乾及眼乾的症狀會更加明顯。這讓學者們認為，女性體內的荷爾蒙可能與乾燥症的發生有密切關聯，因為更年期及停經正是女性荷爾蒙逐漸下降的時期。

美國的學者針對女性一生中荷爾蒙作用的總時間長短，與罹患乾燥症的風險進行了研究和分析。結果顯示，體內受到荷爾蒙影響時間越長，就像是得到的防護越多，罹患乾燥症的風險就越低，風險降低高達 50%；而體內荷爾蒙影響時間較短者，就像防護不足，罹患乾燥症的風險就越高。近期也有研究指出，女性體內的雌激素及雄性激素（Androgen）在更年期及停經期間下降，容易促使淚腺及唾液腺的腺細胞（Acinar cell）產生細胞凋亡（Apoptosis），進而釋放出免疫刺激物質，誘發自體免疫反應。

自體免疫疾病成因多樣且致病機轉複雜，然而，從各項研究及統計數據來看，女性體內的荷爾蒙變化占有舉足輕重的角色。荷爾蒙的變化就像是調節免疫系統的「指揮官」，影響著免疫系統的平衡。因此，瞭解荷爾蒙對免疫系統的影響，有助於預防和治療自體免疫疾病。

佳鴻醫師的健康叮嚀

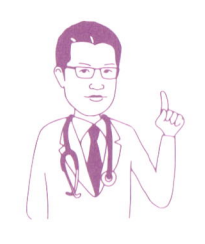

★ COVID-19 與荷爾蒙：免疫調節的核心角色
- 雌激素（E2）及黃體酮（P4）調節 T 細胞與 B 細胞功能，抑制發炎激素，降低 COVID-19 風險。
- 停經女性使用荷爾蒙補充療法，COVID-19 死亡率降低 50% 以上，住院時間縮短。
- 雌激素能減少病毒入侵細胞的機率，並抑制病毒複製，展現直接抗病毒作用。

★ 雌激素的防疫效益：保護肺部與血管健康
- 雌二醇（E2）降低肺血管通透性，減少肺水腫及調控血管擴張避免缺氧。
- 調控 ACE2 蛋白與白細胞介素－6，降低 COVID-19 相關發炎及病情惡化風險。
- 女性因雌激素保護，COVID-19 死亡率普遍低於男性。

★ 自體免疫疾病的性別差異：荷爾蒙的影響
- 女性罹患自體免疫疾病的比例高於男性，近九成的患者為女性。

- 荷爾蒙調控促發炎與抗發炎激素，女性在更年期因荷爾蒙變化更易患免疫疾病。
- 類風濕關節炎與乾燥症在更年期發病率增加，影響生活品質。

★ **荷爾蒙補充療法：減少更年期免疫疾病風險**
- 荷爾蒙補充有助降低類風濕關節炎風險，改善停經女性的關節功能退化問題。
- 受荷爾蒙保護作用時間較久，罹患乾燥症風險減少達 50%。
- 停經早期進行荷爾蒙補充，有助防止免疫系統失調。

★ **更年期免疫調節：荷爾蒙的「指揮官」角色**
- 荷爾蒙影響免疫系統平衡，調節免疫反應，與更年期自體免疫疾病風險密切相關。
- 荷爾蒙下降易誘發腺體細胞凋亡，增加自體免疫疾病的風險。
- 理解荷爾蒙對免疫的作用，有助於預防與治療免疫相關疾病。

自我健康手扎

第 19 章

失智症不是命運的必然
如何提早預防保護晚年

The first principle is that you must not fool yourself,
and you are the easiest person to fool.

最基本的原則是你不能欺騙自己,
而你又是最容易被欺騙的人。

——理查德・費曼（Richard Feynman），
美國物理學家，諾貝爾獎得主

人口高齡化不可避免，失智風險正悄然上升

受到少子化及平均壽命增加的影響，人口高齡化早已成為許多國家的重要課題，臺灣也不例外。我國 65 歲以上的老年人口比例逐年增長，在 2018 年老年人口占總人口比例達到 14%，邁入高齡社會。估計在 2025 年，這一比例將達到 20%，成為超高齡社會，也就是每 5 個人就有一位是 65 歲以上的老人。高齡化趨勢如同潮水般無法阻擋，而臺灣從 14% 到 20% 的轉變僅僅用了 7 年時間，這樣的人口老化速度超越日本，成為世界最快！

根據國發會的推估，若此趨勢持續，2039 年，65 歲以上的老年人口占比將突破 30%，2057 年將達到 40%，也就是每 5 個人中有兩位是老人，這樣的老年人口占比將高於其他主要國家。

隨著年齡增長，失智症的發生率也隨之提高。失智症如同隱形的小偷，悄悄地偷走了許多老年人的記憶。根據臺灣失智症協會的資料，至 2021 年底，臺灣 65 歲以上的老年人口中，罹患輕度認知障礙（Mild Cognitive Impairment，簡稱 MCI）者占了約 18%，罹患失智症者占

了約 7.6%。輕度認知障礙如同失智症的前哨，患者比認知功能正常者更容易進展為失智症，這兩者相加占了老年人口的約 25.6%，也就是每 4 個老人中就有一個是認知功能有問題的！

事實上，這樣的比例可能遠低於實際失智的人口。根據國際阿茲海默症協會（Alzheimer's Disease International，簡稱 ADI）於 2021 年發表的《世界阿茲海默症報告》（*World Alzheimer Report 2021*），罹患失智症的人當中，大約有 75% 的人未被診斷出來，也就是每 4 位罹患失智症的人，只有 1 位被診斷出來！

世界衛生組織（WHO）資料顯示，失智症在全球 10 大死因中排行第 7，是造成年長者失能的重要原因之一。隨著臺灣老年人口比例不斷升高，罹患失智症的人口也將不斷攀升，這將對人口老化的社會造成多方面嚴重的衝擊。

失智症影響全家，預防才是最有效的對策

當罹患失智症時，患者的腦部退化萎縮，認知功能出現問題，嚴重時會影響思考、記憶、語言、表達、動作、

行為、情緒、睡眠等各方面的功能,導致行為異常,嚴重影響日常生活,甚至需要旁人照顧生活起居。這對整個家庭造成重大影響,除了醫療花費之外,還會增加許多相關的照護支出,甚至影響家庭照顧者的工作及生產力。因此,失智症並不是一個人的疾病,而是整個家族成員的工作及生活都可能受到影響,難怪會有「一人失智,三代受影響」的說法。

隨著醫療技術不斷進步,人類壽命延長,但也伴隨而來許多慢性退化性疾病,包括心血管疾病、癌症、代謝相關疾病和腦部退化等。失智症就是其中一種慢性腦部退化性疾病。翻開國人10大死因排行榜,癌症與心血管相關疾病占據了大多數排名,這些確實是許多老年人容易罹患的疾病。但是,罹患哪種疾病對經濟造成的衝擊最大呢?

美國學者在2015年發表了一份研究報告,探討老年人在生命最後5年中,哪種疾病造成最多的花費。結果顯示,不是心血管疾病,也不是癌症,而是失智症,其花費遠高於心血管疾病和癌症!罹患失智症的患者,在生命末期5年的平均花費約為28萬7千美元,遠高於心臟病的17萬5千美元及癌症的17萬3千美元。而且,失智症患者的許多花費不在一般醫療保險的給付範圍內,而是患者

或照顧者需要自掏腰包支付的相關照護支出。

雖然美國的醫療保險、物價水準及各種花費與臺灣不同，但從這個研究可以看出，三種與老年人息息相關的重要疾病中，失智症的花費遠超過心血管疾病及癌症。那麼，臺灣的情況和花費又是如何呢？答案是：好不到哪裡去！根據資料估算，失智症的整個病程大約為 12 年，將醫療費、照顧費、消耗品費用及其他各種費用加總起來，在臺灣照護一位失智症患者一共需要花費超過千萬臺幣。這樣昂貴的照護成本，將使家庭的財務壓力驟增，對整個家庭是極大的考驗。

儘管醫療科技不斷進展，但目前仍未有治癒失智症的解藥。面對失智症及其他慢性退化性疾病，例如心血管疾病和癌症，最好的方式不是等它出現再吃藥，而是「預防」，何況失智症尚無解藥。要真正落實預防重於治療的理念，讓自己活得久也活得健康有品質，民眾應該建立起「預防疾病，健康促進」的意識。預防失智症是有方法的，有許多面向需要評估。礙於篇幅及非本書主題，不在此贅述，但其中一項與本書主題切身相關，那就是：荷爾蒙。

••• 更年期荷爾蒙下降，失智風險隨之增加

　　跟前面章節提到的自體免疫疾病類似，罹患失智症的人當中，大約有三分之二是女性，比例遠高於男性。而女性在進入更年期及停經後，失智症的風險就跟著增加。讓我們來看看 2022 年國人十大死因排行榜，癌症、心臟疾病、糖尿病、肺炎、腦血管疾病、高血壓性疾病、腎臟疾病等，這些都是十大排行榜的常客。然而，仔細看看男女之間的不同，會發現失智症名列女性十大死因的第十位，而男性則名列第十三位，對女性而言可說是重要警訊。

　　研究指出，大腦裡布滿了雌激素（Estrogen）的受體，這意味著雌激素對於腦部的生理運作有著許多重要功能，包括神經發炎的調控、腦神經組織中營養與糖分的利用與代謝、神經細胞彼此之間的連結、神經訊息的傳遞、血腦屏障的維持等。因此，當進入更年期及停經時期，女性體內的雌激素下降，自然會影響到腦部神經組織的運作。

　　事實上，許多在更年期及停經出現的症狀，包括熱潮紅、睡眠障礙、情緒起伏、憂鬱等，都與神經組織運作正常與否有關，這些症狀其實是腦神經症狀的表現之一，認知功能的障礙也是如此。就像一部引擎，如果缺少潤滑

油，各個零件就會磨損運作不良。學者們認為，女性失智症比例之所以比男性高，與女性體內荷爾蒙濃度下降有關。在更年期及停經期間，雌激素的下降可能對腦神經的生理運作造成負面影響，因此，更年期及停經這段時期，可以說是預防未來腦部退化性疾病的關鍵期。

•• 基因影響風險，荷爾蒙療法或許能提供幫助

在瞭解失智症與荷爾蒙相關的研究之前，我們先來談談一個跟失智症密切相關的基因：ApoE。

失智症有幾種不同的分類，其中最常見的一種是阿茲海默症，屬於退化性失智症。目前研究指出，與阿茲海默症風險密切相關的一種基因是 Apolipoprotein E，簡稱為 ApoE。

ApoE 有幾種不同的類型，最常被討論的包括：ApoE2、ApoE3 及 ApoE4，它們分別代表了不同的阿茲海默症風險。ApoE2 屬於保護型；ApoE3 的風險屬於中立，也就是不增不減；ApoE4 則屬於高風險基因。倘若帶有 ApoE3／E4 基因型，那麼罹患阿茲海默症的風險是一般

人的 3 至 4 倍；而如果帶有兩個 ApoE4 的基因，也就是 ApoE4／E4，罹患疾病的風險則會大大提高為 12 至 15 倍，且可能在較年輕時就會發病。因此，對於有阿茲海默症家族史的人而言，瞭解自己是否帶有這樣的基因及相關風險，並藉此擬訂屬於自己的未來預防疾病、健康促進計劃，是做好預防醫學的首要步驟。

接著，我們來看看近期一項重要的歐洲跨國阿茲海默症預防計畫（The European Prevention of Alzheimer's Dementia，簡稱 EPAD）的研究報告。這份研究計畫主要針對具有 ApoE4 高風險基因的女性，探討荷爾蒙補充療法對於這群屬於失智症高風險族群的女性是否有幫助。這些女性是 50 歲以上、開始參與計畫時都沒有罹患失智症，來自歐洲 10 個不同國家，並排除罹患認知障礙者以免影響研究結果，然後根據女性本身的 ApoE 基因型分成帶有 ApoE4 和沒有 ApoE4 兩組。

●●● 荷爾蒙保護大腦，降低失智症相關的死亡率

在失智症的診斷方面，除了使用常見的認知功能評估

量表之外，還包括腦部核磁共振攝影，因為失智症患者的腦部組織可能會逐漸萎縮。因此，透過腦部影像檢查，更能夠客觀瞭解不同部位腦組織的變化。

研究結果顯示，具有 ApoE4 基因且有使用荷爾蒙補充療法的女性，不僅在認知功能評估上比同樣具有 ApoE4 基因但沒有使用荷爾蒙的女性表現得更好，在腦部組織部分，其海馬迴的內嗅皮質（Entorhinal cortex）體積和杏仁核（Amygdala）體積，也都比具有 ApoE4 基因但沒有使用荷爾蒙的女性來得大。海馬迴和杏仁核這些重要的大腦部位，掌管著我們的認知、記憶、情緒和行為，就像是我們的「腦中司令部」，當這些腦部組織出現病理變化或萎縮時，就會導致記憶和認知功能的損害，更是進展為阿茲海默症的重要指標病兆。

研究還發現，對於具有 ApoE4 基因的女性，越早開始使用荷爾蒙療法，其腦部組織海馬迴（Hippocampus）體積比晚使用荷爾蒙療法者來得大。這意味著，提早介入治療，如同早期打疫苗，可以更有效地預防疾病的發生。這個研究告訴我們，對於帶有 ApoE4 失智症高風險基因的女性，荷爾蒙補充療法在她們身上明顯產生了保護效果。

過去有研究顯示，內嗅皮質組織是阿茲海默症患者腦中最早出現病理變化的組織之一，而帶有 ApoE4 基因的人，其內嗅皮質組織的萎縮速度較快，尤其是女性。因此，這個荷爾蒙與 ApoE4 基因的研究結果，對於這群帶有高風險基因的女性而言是非常重要且令人振奮，證實了荷爾蒙在腦部認知功能中扮演的重要角色。

　　前述內容提到，失智症名列 2022 年臺灣女性 10 大死因第 10 位，那麼，既然荷爾蒙對腦部認知功能有如此密切且重要的影響，對於失智症造成的死亡率會有什麼影響呢？接著，我們來看看近期一份芬蘭學者針對荷爾蒙補充療法與失智症死亡率所做的研究報告。

　　我們知道，失智症的分類當中，阿茲海默症是最常見的一種，而血管性失智症則是第二常見。芬蘭學者從大型資料庫中，找出在 1994 至 2009 年間有使用荷爾蒙補充療法的將近 50 萬名女性資料，篩選出當中因阿茲海默症或血管性失智症死亡的女性，分析她們使用荷爾蒙療法的年紀、使用時間長短、使用的荷爾蒙種類等數據，與未使用荷爾蒙療法的女性做比較，看看荷爾蒙補充療法與失智症造成的死亡有無關聯性。

　　分析結果發現，有使用荷爾蒙補充療法的女性，其血

管性失智症或阿茲海默症造成的死亡率都比未使用荷爾蒙的女性來得低。其中，血管性失智症死亡率降低的效果比阿茲海默症死亡率降低的效果更為顯著。血管性失智症死亡率降低達 37 至 39%；而阿茲海默症死亡率的降低則是在使用荷爾蒙超過 5 年的女性中比較明顯，達到 15%。

研究結果發表在權威的《臨床內分泌與代謝期刊》（*Journal of Clinical Endocrinology and Metabolism*，簡稱 *JCEM*），值得注意的是，在這個芬蘭研究中的女性所使用的荷爾蒙，雌激素部分都是使用生物等同性雌二醇（E2）。

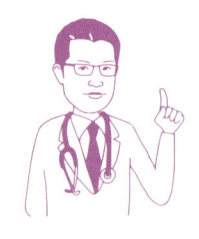

佳鴻醫師的健康叮嚀

★ **人口高齡化：失智風險隨之攀升**
- 臺灣 65 歲以上人口比例在 2025 年將達到 20%，成為超高齡社會。
- 2021 年，臺灣約 25.6% 的老年人口有認知功能問題（輕度認知障礙或失智症）。
- 失智症是全球第 7 大死因，對老年人口及社會經濟構成重大挑戰。

★ **失智症對家庭與經濟的影響**
- 患者腦部退化影響認知與日常生活，需家庭成員長期照護。
- 失智症花費遠高於心血管疾病與癌症，臺灣患者整個病程費用超過千萬臺幣。
- 預防失智症是最有效的對策，可減少家庭及經濟壓力。

★ **更年期荷爾蒙變化：失智風險關鍵期**
- 雌激素下降影響腦神經功能，如神經發炎調控及訊息傳遞。

- 更年期症狀如熱潮紅、睡眠障礙與情緒問題，也是腦神經症狀之一。
- 預防失智症的關鍵期在更年期及停經時，需重視荷爾蒙調節。

★ **基因與失智風險：荷爾蒙療法的潛在幫助**
- ApoE4 基因型是阿茲海默症高風險因子，雙重 ApoE4 基因增加風險 12 至 15 倍。
- 使用荷爾蒙療法的高風險基因女性，認知功能表現與腦部組織保護效果較佳。
- 荷爾蒙早期介入能有效減緩腦部退化及失智風險。

★ **荷爾蒙療法降低失智相關死亡率**
- 荷爾蒙補充療法降低血管性失智症死亡率達 37 至 39%。
- 使用荷爾蒙超過 5 年的女性，阿茲海默症死亡率降低 15%。
- 雌二醇（E2）在保護腦部認知功能及減少失智症死亡率上展現顯著成效。

自我健康手扎

第 20 章

更年期保健
提升生活品質的關鍵階段

The quality of life is more important than life itself.
生活品質比生命本身更重要。

──亞歷克西斯・卡雷爾（Alexis Carrel），
法國外科醫師，生物學家

••• 更年期症狀多樣，生活品質深受挑戰

在第一個章節我們提到，邁入更年期及停經階段，女性會經歷千變萬化的各種症狀。雖然每個人經歷到的症狀多寡輕重各不相同，但這些症狀卻可能嚴重影響生活品質。

當我們在談健康時，生活品質（Quality of Life），我認為是一項非常重要卻容易被忽略的指標。健康，不單單也不應該只是一堆冷冰冰的檢驗數據、有沒有被診斷什麼疾病、檢查結果有沒有什麼異常、有沒有服用什麼藥物等，這只是健康的其中一個面向。我們應該以一個人整體的生理、心理、社會、人際、環境，乃至靈性精神等各層面的面向來看一個人的健康。

「人」不是單獨被切割的部分拼湊而成，而是一個完整的個體，各個面向都會彼此互相交錯影響，生理的數據與診斷只是其中一個環節。生活品質，可以說是所有環節體現在生活中的總表現，其重要性不亞於一堆抽血指標、有沒有被診斷什麼疾病等，因為生活品質，就是我們每天時時刻刻的生活、深刻的真實感受與體驗。

世界衛生組織（WHO）對於生活品質的定義，開宗

明義就提到這是個體的感受跟感知（Perception），並沒有提到什麼客觀的檢驗數據或疾病狀態。生活品質就是一個人最切身有感的整體感覺，不是嗎？試想，一個被熱潮紅及盜汗、情緒抑鬱、失眠、生殖泌尿道症狀、陰道乾澀、記憶退化、注意力難以集中、容易疲勞等症狀所苦的女性，就算一般健康檢查結果看不出什麼大異常、或者周遭一群姐妹淘朋友們也都有類似的問題，大家都認為這是正常的忍忍就好了，妳認為她時時刻刻、分分秒秒感受到的生活會有好的品質嗎？當然不可能！

這也難怪，曾有深受更年期症狀折磨、毫無生活品質可言的中年女性，無所適從、求助無門，在看診時告訴我，她曾經痛苦到想要結束自己的生命。

荷爾蒙影響生活，有效調理改善症狀更輕鬆

除了血管舒縮症狀（熱潮紅及盜汗）、情緒問題、睡眠問題等會困擾著更年期及停經女性外，還有一項症狀也是這個時期的女性很常遭遇卻又難以啟齒、又可能會影響與親密夥伴的關係，那就是女性性功能障礙（Female sexual dysfunction）。

在進入更年期時，女性體內的許多荷爾蒙逐漸下降，主要包括雌激素、黃體酮、睪固酮等。這樣的下降會持續到停經，停經後，這些荷爾蒙可以說是降到最低甚至幾乎測不到的程度。而這樣的荷爾蒙變化，除了導致女性的性慾減低之外，需要雌激素滋潤的陰道粘膜，也容易變得乾澀萎縮，造成性交疼痛。而研究及許多國際臨床學術建議都一再表明，荷爾蒙補充療法是緩解這些生殖泌尿道症狀最有效的方法。

在一份綜合分析報告中指出，更年期及停經女性的性功能障礙問題，隨著不同地區及種族而有不同的盛行率，從六成多到超過九成都有，可見對這個時期的女性來說，這是個普遍常見的問題。

近期中國學者針對停經女性性生活品質的調查報告中顯示，停經女性有性功能障礙困擾的比例超過七成。如果把剛停經不久有補充荷爾蒙跟沒有補充荷爾蒙的女性互相比較，則會發現，有補充荷爾蒙的女性，在性慾、陰道滋潤、疼痛感、以及整體性生活等不同面向的滿意度，都比沒有補充荷爾蒙的女性來得好。

睡眠障礙或失眠也是更年期或停經女性常經歷的症

狀之一。雖然患有血管舒縮症狀的女性更容易有睡眠的問題，但即便沒有血管舒縮症狀，更年期及停經本身就容易使得女性罹患睡眠障礙的問題。

臺灣學者曾針對此一議題做研究，發現已停經且沒有血管舒縮症狀的女性中，有睡眠障礙的比例高達 73%。若進一步與尚未停經的女性互相比較分析，則發現停經本身就是一個睡眠障礙的獨立危險因子。換句話說，光是「停經」這件事本身，就容易讓女性睡得不好。

而妳我應該都有經驗，一旦睡眠品質變差、睡得不好，就會影響到日常生活的情緒、記憶、工作效率。長久下來，還會影響代謝、免疫，增加罹患代謝症候群、肥胖及心血管疾病的風險，可謂是環環相扣。在前面章節我們提到，生物等同性荷爾蒙補充療法，不僅可以有效緩解血管舒縮症狀，也有助於睡眠問題的改善。

上述提到的許多跟女性生活品質相關的更年期及停經症狀，「女性健康促進計畫」（WHI）荷爾蒙研究卻不能給我們這方面的解答。因為如同前面章節所述，「女性健康促進計畫」（WHI）研究的受試者中，絕大部分都不是剛停經且有症狀的女性，而是 60、70 歲以上沒有更年期症狀的女性，只有 3.4% 是年紀小於 55 歲且有更年期症狀

的！這樣的受試者族群，當然不足以代表大多數正被更年期症狀困擾、且年紀位於 50 歲左右的女性族群！

再說，「女性健康促進計畫」（WHI）研究原本實驗設計的初衷，就不是用來探討荷爾蒙對於改善更年期症狀、提升生活品質效果的。但偏偏令人覺得諷刺的是，「女性健康促進計畫」（WHI）的研究結果，卻對全世界這群 50 歲左右且被症狀深深困擾的女性朋友造成莫大影響，因為這個族群的女性，就是因為「女性健康促進計畫」（WHI）研究的結果而不敢使用荷爾蒙，因而持續地忍受著各種更年期症狀的痛苦與折磨、持續地過著沒有品質的生活。

荷爾蒙資訊錯誤多，健康損失不該有

在 2011 年，就在「女性健康促進計畫」（WHI）研究公告結果後不到 10 年，英國針對過去曾使用過荷爾蒙補充療法的女性進行調查，發現在 2002 年「女性健康促進計畫」（WHI）研究公布之後，絕大多數的女性停止了荷爾蒙的使用，但並不是根據專業醫療人員的建議，而是受到了媒體報導的影響。在停用荷爾蒙之後，許多女性的

更年期及停經症狀復發了，有將近一半的女性，其工作及生活受到症狀的影響；而更有超過一半的女性，因為這些症狀而對其人際關係產生了負面影響！可見更年期及停經症狀，對女性的生活品質造成極大的破壞。

研究中顯示，有近一半的女性表示，如果當初能夠更清楚瞭解到正確的荷爾蒙資訊，她們就不會選擇停用荷爾蒙。而時至今日，又再過了 10 幾年，距離當初 2002 年已經 20 多年了，又有更多更充分的證據告訴我們「女性健康促進計畫」（WHI）研究中的問題，更多研究讓我們更清楚地認識到正確的荷爾蒙補充療法的觀念。我相信，如果女性朋友們可以透過正確管道瞭解正確的荷爾蒙觀念，一定會有更多女性，後悔當初因為受到媒體的影響擅自停用荷爾蒙、或者因此不敢使用荷爾蒙、拒荷爾蒙於千里之外，因為這反而造成自己生活品質上、乃至於長期健康上的重大損失！

隨著荷爾蒙相關研究不斷進展，我們更加明瞭荷爾蒙補充療法對於更年期及停經女性，在生活品質改善方面的重要性，以及對長期健康的深遠影響。2022 年全球權威的女性健康機構——北美停經學會（NAMS），根據許多科學研究證據發表的荷爾蒙補充療法的官方聲明中，提到

許多重點，包括：荷爾蒙療法是治療女性在更年期及停經的血管舒縮症狀及生殖泌尿道症狀的最有效方法，而且也是預防骨質流失及骨折的有效手段。對於剛停經不久年紀小於 60 歲的女性，荷爾蒙療法可以顯著降低糖尿病風險及全因死亡率（All – cause mortality）！

正經歷更年期及停經的女性朋友們，不妨靜下心來，坦承地面對自己、跟自己的身體對話，想想自己最切身的感受，想想自己現在過著什麼樣的生活品質？如果現在的自己，並非自己想要的，那麼，是時候做出改變了。

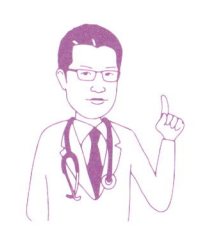

佳鴻醫師的健康叮嚀

★ **更年期症狀多樣：挑戰生活品質的核心因素**
- 更年期症狀包括熱潮紅、盜汗、情緒低落、失眠等，嚴重影響女性生活品質。
- 女性性功能障礙普遍存在，超過七成停經女性受此困擾，影響親密關係。
- 停經本身即為睡眠障礙的獨立風險因子，長期失眠增加代謝及心血管疾病風險。

★ **荷爾蒙補充療法：改善更年期症狀的關鍵**
- 荷爾蒙補充療法可有效緩解血管舒縮症狀、生殖泌尿道問題及性功能障礙。
- 生物等同性荷爾蒙療法不僅改善睡眠品質，還可降低罹患代謝症候群的風險。
- 補充荷爾蒙的女性在性慾及性生活滿意度方面顯著優於未補充者。

★ **錯誤資訊的影響：停用荷爾蒙導致健康損失**
- 2002 年「女性健康促進計畫」（WHI）研究導致全球女性對荷爾蒙的恐懼。

- 停用荷爾蒙後，約半數女性症狀復發，對生活及人際關係造成負面影響。
- 若女性瞭解正確荷爾蒙資訊，許多人不會選擇停用，避免生活品質下降。

★ **生活品質與健康：荷爾蒙療法的重要性**
- 荷爾蒙療法是改善更年期及停經女性血管舒縮及生殖泌尿道症狀的最有效方法。
- 北美停經學會（NAMS）指出，荷爾蒙療法能降低糖尿病風險，改善全因死亡率。
- 停經女性的生活品質直接影響心理、生理及長期健康，需積極管理。

★ **媒體與科學進展：正確觀念重建信心**
- 新證據表明，早期「女性健康促進計畫」（WHI）研究存在缺陷，導致荷爾蒙療法效果被低估。
- 透過正確管道瞭解荷爾蒙知識，可幫助女性選擇合適的療法改善生活品質。
- 現代研究進一步強調荷爾蒙對更年期女性的長期健康益處。

★ **女性該如何面對更年期：從坦承接納到積極改變**
- 更年期是健康關鍵轉折期，女性應坦承面對身體的改變，尋求專業支持。
- 若當下生活品質不理想，荷爾蒙療法可為女性提供切實改善的途徑。
- 理性選擇，正視自身需求，是提升生活品質、達到抗衰防病的關鍵步驟。

失智症　憂鬱

心血管疾病

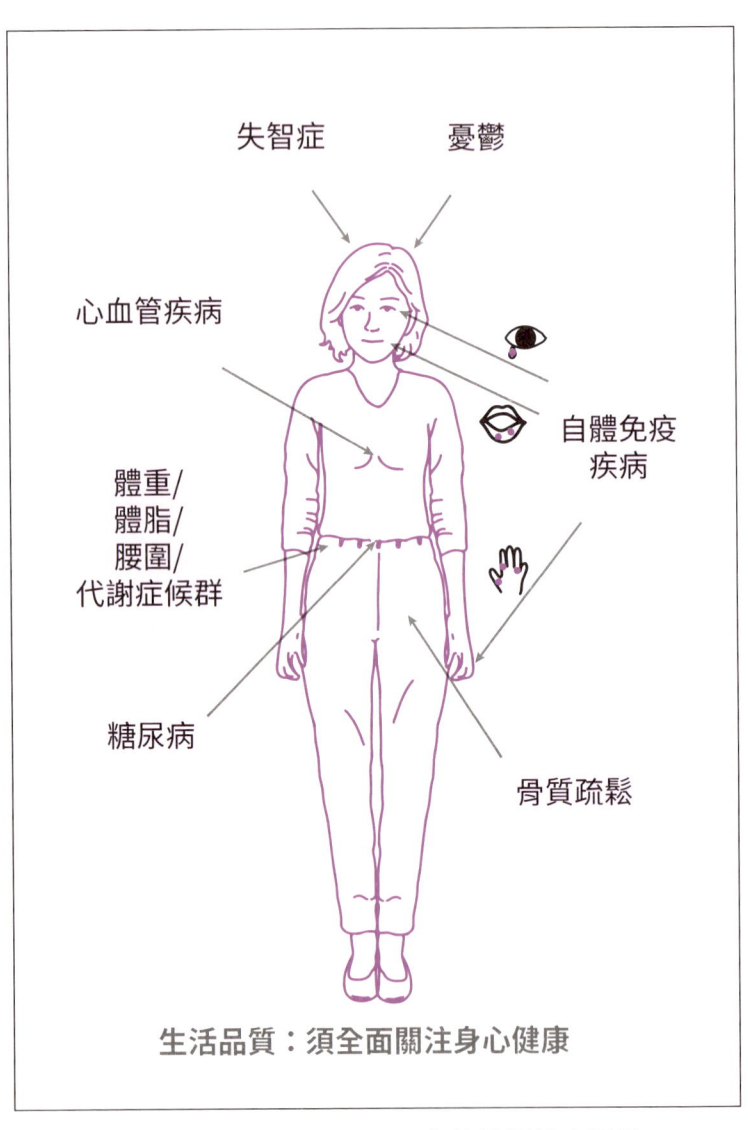

自體免疫疾病

體重/
體脂/
腰圍/
代謝症候群

糖尿病

骨質疏鬆

生活品質：須全面關注身心健康

圖 11　更年期及停經女性必須注意的長期健康風險。

第五部分

結語

開啟荷爾蒙補充療法與健康的新篇章

第 21 章

是時候迎來改變
Time to Change

Unthinking respect for authority is the greatest enemy of truth.
Learn from yesterday, live for today, hope for tomorrow.
The important thing is not to stop questioning.

對權威盲目的尊重是真理最大的敵人。
從昨天學習，為今天而生，對明天充滿希望。
重要的是不要停止提問。

——阿爾伯特・愛因斯坦（Albert Einstein），
物理學家，諾貝爾獎得主

••• 打破荷爾蒙迷思，科學解答讓恐懼消散

自 2002 年「女性健康促進計畫」（WHI）研究公告初步結果之後，荷爾蒙補充療法的使用率急劇下降，許多女性因而不敢使用荷爾蒙，這導致許多更年期及停經女性忍受在這段期間出現的各種症狀，包括血管舒縮症狀（如：潮熱、盜汗）、情緒波動（如：焦慮、抑鬱）、睡眠障礙及生殖泌尿道症狀（如：陰道乾燥、頻尿、發炎），無法得到最有效的緩解，也增加許多未來長期慢性疾病風險。

即便到了今日，「女性健康促進計畫」（WHI）研究所造成的負面影響仍然存在，使得年齡介於 40 至 60 歲之間、深受更年期及停經困擾、生活品質大受影響的女性們，難以得到妥善且有效的照顧與治療，甚至可以說是遠遠不足。這樣的情況，當然也對她們未來的健康埋下了風險。

儘管目前已經有許多醫學文獻及「女性健康促進計畫」（WHI）研究的後續分析報告，以及國際各重要學會的聲明，都認可且支持在這群停經前後、受症狀所苦的女性，經過醫療專業評估後，補充荷爾蒙所帶來的效果是

好處遠大於壞處,然而,這依舊不容易扭轉女性們長期以來對荷爾蒙的負面刻板印象。正如行為心理學領域所提到的:負面訊息總是比正面訊息更容易被注意和記憶,負面的刻板印象容易形成,卻難以被抹除。

「女性健康促進計畫」(WHI)研究造成的影響深遠、廣泛且持續。若要說「女性健康促進計畫」(WHI)研究耽誤了 20 多年來全世界無數女性的健康,可能也不為過。如今,我們回顧當時的「女性健康促進計畫」(WHI)研究及其後續效應,再綜合各方研究分析,我們應該如何正確看待「女性健康促進計畫」(WHI)研究?又該從中學到什麼?

很重要的一點就是,拋棄腦中的偏見與刻板印象,重新客觀審視並正確分析解讀科學數據,然後根據每個人的個別狀況,正確應用,真正幫助自己變得更好。

•• 荷爾蒙助力新生,停經後依然精采生活

有一次,在一場關於荷爾蒙的學術研討會上,我聆聽一位醫學大學婦產科教授的演講。他提到,在臺灣,對於 40 至 60 歲這一群失去荷爾蒙的女性的健康照顧,其實做

得並不好。當時坐在臺下的我，頓時想起門診中許多中年女性所描述的各種症狀，及她們長期所承受的痛苦煎熬。此時又聽到一位婦產科教授真切地說出如此的觀點時，我真是心有戚戚焉、點頭如搗蒜，再同意不過了。

然而，這並非臺灣獨有的現象，西方國家也面臨同樣的問題。追根究底，最主要的原因，就是來自於 2002 年「女性健康促進計畫」（WHI）公告的初步研究結果。自 2002 年後，大多數女性不敢或不願使用荷爾蒙，專業醫療人員也避而不談荷爾蒙，甚至連醫學教育在更年期及停經女性的健康照護領域上也因此出現了空白與斷層。這導致後來許多專業醫療人員在女性更年期及停經期間的醫療照護與處理上，所接受到的正規專業訓練相對欠缺，遠不足以應付及滿足這群廣大女性朋友的健康需求。簡而言之，女性在這個重要生命轉折階段需要的專業醫療支持與教育嚴重不足。

2017 年，時代雜誌一篇標題為《為什麼荷爾蒙補充療法比妳所想的來得安全？》（*Why hormone replacement therapy may be safer than you think?*）的專文報導中提到，「女性健康促進計畫」（WHI）研究累積長達 18 年的追蹤報告。有別於許多人認為補充荷爾蒙會有害健康，這個

長期追蹤報告指出，荷爾蒙療法整體追蹤下來並沒有對死亡率造成負面影響。這些數據表明，許多之前對荷爾蒙補充療法的恐懼可能是被誇大的。

時任國際停經學會（International Menopause Society，簡稱 IMS）主席的蘇珊・R・戴維斯（Susan R. Davis）醫師，看了時代雜誌的專文後，有一種從黑暗深淵中爬出、看見明亮曙光的重獲新生感。這些長期累積的許多研究，終於還給荷爾蒙補充療法一個公道！這就像在沙漠中行走多年的旅人，終於看到了綠洲。

戴維斯（Davis）醫師在女性健康領域著名的醫學期刊《更年期》（Climacteric）寫了一篇社論，標題為〈更年期：嶄新的開始〉（Menopause–a new beginning）。她提到，女性朋友飽受更年期及停經症狀困擾太久了，也應該受夠了。經過這麼多年來的分析與研究，荷爾蒙補充療法應該獲得新生、重新開始，幫助更多女性朋友，讓她們可以選擇有效的方式來緩解更年期及停經所帶來的不適，以及預防因為失去荷爾蒙所可能造成的長期健康風險。

許多女性朋友以為，進入更年期及停經，就代表青春精華的褪去、衰老的開始，人生彷彿開始走下坡、走向黑白末日。其實，停經並不必然代表精采的結束，也不見

得就是下坡的起點。它只不過是另一段人生的開始。妳不一定要在未來過得痛苦又抑鬱，妳可以選擇過得精采有活力。

••• 掌握健康主導權，開啟全新精采人生

　　透過這本書，希望能夠讓正處於更年期或停經的妳，對荷爾蒙有更加正確的認知。許多女性對荷爾蒙的恐懼，來自於長期以來的誤解與錯誤資訊。好比一位迷失在迷霧中的旅人，需要正確的知識來找到方向。希望妳對長久以來烙印在腦海中關於荷爾蒙的許多疑慮與誤解，能夠從書中找到解答。也希望妳瞭解到：自己的身體、自己的健康、自己的人生、自己想要的生活品質，靠妳自己來掌握。妳可以主動並積極地拿回屬於自己的健康主導權。

　　面對更年期及停經，尋求真正專業醫療人員的協助，針對自己的個別情況，訂定出屬於自己的個人化專業健康計畫。只要用對方法，妳可以健康、自信、風采地開啟這段嶄新的人生。經歷風雨後，終將迎見彩虹。

　　上半場結束，但下半場才正要開始。行筆至此，希望在妳闔上本書最後的章節後，心裡多了一份清晰、篤定與

自信，準備好，開啟自己人生下一段精采的篇章！
祝福妳。

佳鴻醫師的健康叮嚀

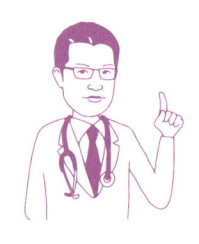

★ **荷爾蒙迷思與科學真相：正視更年期的挑戰**
- 2002年「女性健康促進計畫」（WHI）研究的初步結果引發對荷爾蒙療法的普遍恐懼，影響全球女性健康。
- 許多女性因此忍受更年期症狀，如潮熱、盜汗、情緒波動及睡眠障礙，無法得到妥善治療。
- 後續研究證實，荷爾蒙補充療法的效益遠大於風險，需拋棄刻板印象，科學地看待數據。

★ **荷爾蒙療法的新生：為女性健康帶來希望**
- 長期追蹤研究表明，荷爾蒙補充療法對死亡率無負面影響，過去的恐懼多被誇大。
- 國際停經學會（IMS）呼籲重新重視荷爾蒙療法，讓其為更多女性緩解症狀，提升生活品質。
- 停經並非生活的終點，而是另一段精采人生的開始。

★ **更年期女性的困境：醫療與教育的雙重缺失**
- 「女性健康促進計畫」（WHI）導致專業醫療教育中對更年期健康照護的斷層。

- 許多專業醫療人員缺乏針對更年期與停經女性的完整專業訓練，難以滿足患者需求。
- 女性在這一生命轉折階段，面臨健康支持不足的現實困境。

★ **打破荷爾蒙恐懼：女性健康的全新開始**
- 許多女性對荷爾蒙的恐懼來自錯誤資訊，需要透過正確知識找到方向。
- 荷爾蒙補充療法能有效緩解更年期不適，預防長期健康風險。
- 女性應重新認識荷爾蒙，掌握健康主導權，為自己開啟嶄新的精采人生。

★ **健康自主與個人化計畫：迎接人生下半場**
- 面對更年期，尋求專業醫療協助，訂定個人化健康計畫是提升生活品質的關鍵。
- 停經後的生活不應是痛苦或抑鬱，而是健康、自信的新開始。
- 把握正確的方法，積極掌握自己的健康，迎接充滿希望的未來篇章。

參考資料

第 1 章

1. Duration of menopausal vasomotor symptoms over the menopause transition/2015/JAMA Intern Med.
2. To clot, or not to clot: The dilemma of hormone treatment options for menopause/2022/Thrombosis Research
3. 110年國人平均壽命80.86歲。內政部，https://tinyurl.com/sps628ju
4. Menopause or climacteric, just a semantic discussion or has it clinical implications?/2014/Climacteric
5. Prevalence of menopausal symptoms in different ethnic groups of Asian women and responsiveness to therapy with three doses of conjugated estrogens/medroxyprogesterone acetate:The Pan-Asia menopause(PAM)study/2005/Maturitas
6. Symptom reporting, cardiovascular disease, and mortality as women age: it is more than menopause/2022/Menopause
7. Study of comparison between autonomic dysfunction and dyslipidemia in healthy postmenopausal women/2017/Journal of Mid-life Health
8. Topical Review. Autonomic nervous system dysfunction throughout menopausal transition:A potential mechanism underpinning cardiovascular and cognitive alterations during female ageing/2024/

The Journal of Physiology
9. Relation of high heart rate variability to healthy longevity/2010/The American Journal of Cardiology
10. Review. Vasomotor symptoms of menopause, autonomic dysfunction, and cardiovascular disease/2022/American Journal of Physiology-Heart and Circulatory Physiology
11. Age-related increases in benign paroxysmal positional vertigo are reversed in women taking estrogen replacement therapy:A population-based study in Taiwan/2017/Frontiers in Aging neuroscience
12. Estradiol deficiency is a risk factor for idiopathic benign paroxysmal positional vertigo in postmenopausal female patients/2018/Laryngoscope
13. Menopausal symptoms among Chinese peri-and postmenopausal women:a large prospective single-center cohort study/2020/Gynecological Endocrinology
14. Hormone replacement therapy for chronic tinnitus in menopausal women: Our experience with 13 cases/2017/Clinical Otolaryngology
15. Hormone replacement therapy decreases the risk of tinnitus in menopausal women: a nationwide study/2018/Oncotarget
16. Dry eye in postmenopausal women:a hormonal disorder/2015/Menopause
17. Dry eye disease symptoms and quality of life in perimenopausal and postmenopausal women/2021/Climacteric
18. Assessing the impact of menopause on salivary flow and xerostomia/2013/Australian Dental Journal
19. Questionnaire survey on oral symptoms of menopausal women and cooperation between doctors and dentists/2013/International Journal of Oral-Medical Sciences

20. Role of hormone replacement therapy in relieving oral dryness symptoms in postmenopausal women:a case control study/2021/BMC Oral health
21. Association of menopausal status and symptoms with depressive symptoms in middle-aged Chinese women/2021/Climacteric
22. Symptoms of menopause-global prevalence, physiology and implications/2018/Nature Reviews Endocrinology
23. Migraine,menopause and hormone replacement therapy/2018/Post Reproductive Health

第 2 章

1. Incremental direct and indirect costs of untreated vasomotor symptoms/2014/Menopause
2. Challenging the culture on menopause for working doctors/2020/British Medical Association (https://tinyurl.com/msvz5vu7)
3. BMA reports on the challenges of menopause for working female doctors/2020/News Medical (https://tinyurl.com/2s3a975n)
4. Duration of menopausal vasomotor symptoms over the menopause transition/2015/JAMA Intern Med.
5. Vasomotor symptoms and carotid artery intima-media thickness among Korean midlife women/2022/Maturitas
6. The severity of individual menopausal symptoms, cardiovascular disease, and all-cause mortality in the Women's Health Initiative Observational Cohort/2022/Menopause
7. Symptom reporting, cardiovascular disease, and mortality as women age:it is more than menopause/2022/Menopause
8. NAMS Position Statement.The 2022 hormone therapy position statement of The North American Menopause Society/2022/

Menopause
9. Treatment of vasomotor symptoms of menopause with black cohosh,multibotanicals,soy,hormone therapy, or placebo/2006/Annals of Internal Medicine

第 3 章

1. Hormone replacement therapy:current thinking/2016/Nature Reviews Endocrinology.
2. Review. Update on hormone therapy for the management of postmenopausal women/2022/BioScience Trends
3. Back to the future:hormone replacement therapy as part of a prevention strategy for women at the onset of menopause/2016/Atherosclerosis
4. Guidelines for counseling postmenopausal women about preventive hormonetherapy/1992/Annals of Internal Medicine
5. HRT and breast cancer:a million women ride again/2020/Climacteric
6. Review.Hormone replacement therapy-where are we now?/2021/Climacteric
7. Hormone Replacement Study A shock to the Medical System/July10,2002/The New York Times

第 4 章

1. How NIH misread hormone study in 2002/2007/The Wall Street Journal
2. Release of the results of the estrogen plus progestin trial of the Women's Health Initiative :findings and implications.Press conference remarks/July9,2002/Women's Health Initiative
3. Postmenopausal hormone therapy and risk of cardiovascular disease

by age and years since menopause/2007/JAMA
4. Estrogen therapy and coronary artery calcification/2007/NEJM
5. Risks and benefits of estrogen plus progestin in healthy postmenopausal women.Principalresults from the Women's Health Initiative randomized controlled trial/2002/JAMA
6. Evidence-based assessment of the impact of the WHI on women's health/2012/Climacteric.
7. Estrogen Matters/2018/Avrum Bluming, Carol Tavris
8. Prior hormone therapy and breast cancer risk in the Women's Health Initiative randomized trial of estrogen plus progestin/2006/Maturitas
9. HRT and breast cancer: a million women ride again/2020/Climacteric

第 5 章

1. Health outcomes after stopping conjugated equine estrogens among postmenopausal women with prior hysterectomy. A Randomized Controlled Trial/2011/JAMA
2. Conjugated equine oestrogen and breast cancer incidence and mortality in postmenopausal women with hysterectomy: extended follow-up of the Women's Health Initiative randomised placebo-controlled trial/2012/Lancet Oncology
3. Menopausal hormone therapy and health outcomes during the intervention and extended poststopping phases of the Women's Health's Initiative randomized trials/2013/JAMA
4. Menopausal hormone therapy and long-term all-cause and cause-specific mortality. The Women's Health Initiative Randomized Trials/2017/JAMA
5. Association of menopausal hormone therapy with breast cancer

incidence and mortality during long-term follow-up of the Women's Health Initiative randomized clinical trials/2020/JAMA
6. Estrogen therapy and breast cancer in randomized clinical trials: a narrative review/2022/Menopause
7. Should more women be taking estrogen? Recent data says Yes/2021/Healthcare, Forbes.com

第 6 章

1. Natural hormone therapy for menopause/2010/Gynecological Endocrinology
2. Glucocorticoid receptor activity discriminates between progesterone and medroxyprogesterone acetate effects in breast cells/2012/Breast Cancer Res Treat
3. Deciphering the divergent roles of progestogens in breast cancer/2016/Nature Reviews Cancer
4. Progesterone: A steroid with wide range of effects in physiology as well as human medicine/2022/International Journal of Molecular Sciences
5. Menopausal hormone therapy and long-term all-cause and cause-specific mortality. The Women's Health Initiative Randomized Trials/2017/JAMA
6. Unequal risks for breast cancer associated with difference hormone replacement therapies: results from the E3N cohort study/2008/Breast Cancer Res Treat
7. Progesterone vs. synthetic progestins and the risk of breast cancer: a systematic review and meta-analysis/2016/Systematic Reviews
8. Effects of percutaneous estradiol-oral progesterone versus oral conjugated equine estrogens-medroxyprogesterone acetate on breast

cell proliferation and bel-2 protein in healthy women/2011/Fertility and Sterility
9. Breast cancer incidence in women with a history of progesterone deficiency/1981/American Journal of Epidemiology
10. Serum progesterone and prognosis in operable breast cancer/1996/British Journal of Cancer
11. Influence of percutaneous administration of estradiol and progesterone on human breast epithelial cell cycle in vivo/1995/Fertility and Sterility
12. Progesterone receptor modulates ER-alpha action in breast cancer/2015/Nature
13. University of Adelaide. "Breast cancer patients could benefit from controversial hormone."/9 December 2016/ScienceDaily/< https://tinyurl.com/2s367nxu >
14. Progesterone within ovulatory menstrual cycles needed for cardiovascular protection: An evidence-based hypothesis/2014/Journal of Restorative Medicine
15. Key to Life: Physiological role and clinical implications of progesterone/2021/International Journal of Molecular Sciences
16. Progesterone actions during central nervous system development/2019/Frontiers in Neuroscience
17. The role of progesterone in traumatic brain injury/2011/Journal of Head Trauma Rehabilitation
18. Comparison of regimens containing oral micronized progesterone or medroxyprogesterone acetate on quality of life in postmenopausal women: A cross-sectional survey/2000/Journal of Women's Health & Gender-based medicine
19. Progestogens used in postmenopausal hormone therapy: differences

in their pharmacological properties, intracellular actions, and clinical effects/2013/Endocrine Reviews
20. Original Research. Menopausal hormone therapy formulation and breast cancer risk/2022/Obstetrics & Gynecology

第 7 章

1. NAMS Position Statement. The 2022 hormone therapy position statement of The North American Menopause Society/2022/Menopause
2. Risks and benefits of estrogen plus progestin in healthy postmenopausal women. Principal results from the Women's Health Initiative randomized controlled trial/2002/JAMA
3. Review. Hormone replacement therapy-where are we now?/2021/Climacteric
4. Council for International Organizations of Medical Sciences (CIOMS) Working Groups III and IV. Guidelines for Preparing Core Clinical-Safety Information on Drugs, Second Edition. Geneva, 1999. https://tinyurl.com/4zhue7af
5. 使用消炎止痛藥，高風險族群應謹「腎」使用/財團法人藥害救濟基金會(https://tinyurl.com/523a262y)
6. Nonsteroidal anti-inflammatory drug induced acute kidney injury; A review and case study/2020/Journal of Renal Injury Prevention
7. 110年警察機關受處理道路交通事故概況，內政部警政署全球資訊網。https://tinyurl.com/3s37wvd8
8. HRT and breast cancer risk: a realistic perspective/2011/Climacteric
9. How can information on the risk of breast cancer and hormone therapy be better understood?/2015/Climacteric
10. Pitfalls of the WHIs: Women's Health Initiative/2006/Annals of the

New York Academy of Sciences

第 8 章

1. Menopausal hormone therapy and health outcomes during the intervention and extended poststopping phases of the Women's Health's Initiative randomized trials/2013/JAMA
2. NAMS Position Statement. The 2022 hormone therapy position statement of The North American Menopause Society/2022/Menopause

第 9 章

1. Menopause and hormone replacement therapy in the 21st century/2020/Heart
2. Women's health at midlife and beyond/2022/Climacteric
3. Invited review. The Women's Health Initiative trials of menopausal hormone therapy: lessons learned/2020/Menopause

第 10 章

1. "My medical choice" by Angelina Jolie/2013/The New York Times. https://tinyurl.com/2uf6arku
2. Angelina Jolie's aunt dies of breast cancer/2013/The Guardian. https://tinyurl.com/mpw48c5j
3. Angelina Jolie's surgery and what you should know/2015/ABC News. https://tinyurl.com/yvyjawtv
4. Angelina Jolie's bio-identical therapy raises hormone questions/2015/Today. https://tinyurl.com/5nbafumy
5. Review. Use of exogenous hormones in those at increased risk for breast cancer: contraceptive and menopausal hormones in gene

carriers and other high-risk patients/2023/Menopause
6. Hormone replacement therapy after oophorectomy and breast cancer risk among BRCA1 mutation carriers/2018/JAMA Oncology
7. Hormone replacement therapy after prophylactic risk-reducing salpingo-oophorectomy and breast cancer risk in BRCA1 and BRCA2 mutation carriers: A meta-analysis/2018/Critical Reviews in Oncology/Hematology
8. Review article. Hormone replacement therapy after risk reducing salpingo-oophorectomy in patients with BRCA1 or BRCA2 mutations: a systematic review of risks and benefits/2019/Gynecologic Oncology
9. Editorial. Reassuring data regarding the use of hormone therapy at menopause and risk of breast cancer/2022/Menopause

第 11 章

1. A Review of the epidemiology of breast cancer in Asia: Focus on risk factors/2020/Asian Pacific Journal of Cancer Prevention
2. 定期乳房X光攝影，有效守護您的健康，早發現早治療，乳癌存活率近100%/2024/衛福部國民健康署：https://tinyurl.com/4d4uvzhu
3. 111年國人死因統計結果/2023/衛生福利部：https://tinyurl.com/32x9n6nm
4. Active and passive smoking, and alcohol drinking and breast cancer risk in Chinese women/2013/Asian Pacific Journal of Cancer Prevention
5. Key steps for effective breast cancer prevention/2020/Nature Reviews Cancer
6. 《腸漏，發炎的關鍵》/吳佳鴻著/2017 時報出版

7. 「第1屆臺灣——史丹佛大學ALDH2基因與人類疾病研討會」/2015/臺北醫學大學
8. Alcohol use and burden for 195 countries and territories, 1990-2016: a systematic analysis for the Global Burden of Disease Study 2016/2018/Lancet
9. Smoking and risk of breast cancer in the generations study cohort/2017/Breast Cancer Research
10. Smoking and survival of breast cancer patients: A meta-analysis of cohort studies/2017/Breast
11. 北醫大癌症研究團隊証實，吸菸、二手菸易致乳癌/2010
12. 「國人膳食營養素參考攝取量」第八版/2020/國民健康署：https://tinyurl.com/yc73n9nb
13. A dose-response meta-analysis of dietary fiber intake and breast cancer risk/2022/Asia Pacific Journal of Public Health
14. The effects of perceived stress and life style leading to breast cancer/2014/Women & Health
15. Dietary modification and breast cancer mortality: Long-term follow-up of the Women's Health Initiative Randomized Trial/2020/Journal of Clinical Oncology
16. Proportion of invasive breast cancer attributable to risk factors modifiable after menopause/2008/American Journal of Epidemiology
17. 乳癌防治。國民健康署：https://tinyurl.com/532dzd6j
18. 108年國人癌症發生資料，防癌防疫一起來，重視癌症篩檢的重要性/2022/國民健康署：https://tinyurl.com/4ej6wh9f
19. Hormone therapy as risk factor of breast cancer modulated by diagnostic and lifestyle risk factors in Taiwan-A National Cohort study/2017/The Breast Journal

20. 臺灣兩波全國物質使用調查發現 有害飲酒盛行率 男性減少而女性增加/2021/國家衛生研究院電子報：https://tinyurl.com/3tw8ppp7
21. Hormone replacement therapy: revisiting the risk of breast cancer/2019/European Journal of Cancer Prevention
22. 研究證實，塑化劑會導致乳癌/2014/自由時報：https://tinyurl.com/3e7m46w7
23. 塑化劑是女性乳癌元兇？除了裝熱湯之外，還有這兩大地雷/2018/今周刊：https://tinyurl.com/2txkpr8s
24. 不只塑化劑，研究揭一物質與罹患年輕型乳癌有關！不沾鍋塗層、食品包裝材料都可能出現/2023.12.04/元氣網：https://tinyurl.com/mvkwsaky
25. The plastic chemicals hiding in your foods/Jan. 4, 2024/Consumer Reports https://tinyurl.com/3yazcjtn
26. 突破10億顆！臺灣安眠藥用量亞洲第一，醫授4招避成癮/2024.06/ https://tinyurl.com/5er8cd2m
27. Sleep quality, fatigue, and related factors among perimenopausal women in Taipei City/2010/Journal of Nursing Research
28. Different regimens of menopausal hormone therapy for improving sleep quality: a systematic review and meta-analysis/2022/Menopause
29. Sleep in menopause: differential effects of two forms of hormone replacement therapy/2001/Menopause

第 12 章

1. Unequal risks for breast cancer associated with different hormone replacement therapies: results from the E3N cohort study/2008/Breast Cancer Research and Treatment
2. Effect of hormone replacement therapy on cardiovascular events in

recently postmenopausal women: randomised trial/2012/BMJ
3. Lower risk of cardiovascular events in postmenopausal women taking oral estradiol compare with oral conjugated equine estrogens/2013/JAMA Internal Medicine
4. Menopausal hormone therapy with conjugated equine estrogen is associated with a higher risk of hemorrhagic stroke than therapy with estradiol: A retrospective population-based cohort study/2022/Maturitas
5. Conjugated equine estrogen used in postmenopausal women associated with a higher risk of stroke than estradiol/2021/Scientific Reports
6. Estradiol-based postmenopausal hormone therapy and risk of cardiovascular and all-cause mortality/2015/Menopause
7. Reduced risk of breast cancer mortality in women using postmenopausal hormone therapy: a Finish nationwide comparative study/2016/Menopause
8. Estradiol therapy and breast cancer risk in perimenopausal and postmenopausal women: a systematic review and meta-analysis/2017/Gynecological Endocrinology
9. Review of menopausal hormone therapy with estradiol and progesterone versus other estrogens and progestins/2022/Gynecological Endocrinology
10. Menopausal hormone therapy formulation and breast cancer risk/2022/Obstetrics & Gynecology
11. NAMS Position Statement. The 2022 hormone therapy position statement of The North American Menopause Society/2022/Menopause

第 13 章

1. Review article. Adverse changes in body composition during the menopausal transition and relation to cardiovascular risk: A contemporary review/2022/Women's Health Reports
2. Symptoms of menopause-global prevalence, physiology and implications/2018/Nature Reviews Endocrinology
3. Body composition and cardiometabolic health across the menopause transition/2022/Obesity
4. Sex hormone suppression reduces resting energy expenditure and beta-adrenergic support of resting energy expenditure/2005/JCEM
5. Regulation of energy expenditure by estradiol in premenopausal women/2015/Journal of Applied Physiology
6. Roles of estrogens, estrogen-like compounds, and endocrine disruptors in adipocytes/2022/Frontiers in Endocrinology
7. Postmenopausal hormone therapy and body composition-a substudy of the estrogen plus progestin trial of the Women's Health Initiative/2005/American Journal of Clinical Nutrition
8. Screening for muscle wasting and dysfunction in patients with chronic kidney disease/2016/Kidney International
9. Hormone replacement therapy dissociates fat mass and bone mass, and tends to reduce eight gain in early postmenopausal women: A randomized controlled 5-year clinical trial of the Danish Osteoporosis Prevention Study/2003/Journal of Bone and Mineral Research
10. Effect of postmenopausal hormone therapy on body weight and waist and hip girths/1997/Journal of Clinical Endocrinology and Metabolism
11. Plasma orexin A levels in recently menopausal women during and 3

years following use of hormone therapy/2017/Maturitas
12. Meta-analysis: effect of hormone-replacement therapy on components of the metabolic syndrome in postmenopausal women/2006/Diabetes, Obesity and Metabolism
13. Weight gain in midlife women: understanding drivers and underlying mechanisms/2022/Current Opinion in Endocrine and Metabolic Research
14. Aging, the menopausal transition, and hormone replenishment therapy: retrieval of confidence and compliance/2019/Annals of the New York Academy of Sciences

第 14 章

1. Menopausal hormone therapy and type 2 diabetes prevention: Evidence, mechanisms, and clinical implications/2017/Endocrine Reviews
2. The interplay between diabetes mellitus and menopause: clinical implications/2022/Nature Reviews Endocrinology
3. Type 2 diabetes mellitus and menopausal hormone therapy: An update/2019/Diabetes therapeutics
4. Effects of different menopause hormone therapy routes of administration on insulin levels in early menopausal non-diabetic subjects/2021/Gynecological and Reproductive Endocrinology and Metabolism.
5. The Kronos Early Estrogen Prevention Study (KEEPS): what have we learned?/2019/Menopause
6. Effect of oestrogen plus progestin on the incidence of diabetes in postmenopausal women: results from the Women's Health Initiative hormone trial/2004/Diabetologia

7. Menopausal hormone therapy and health outcomes during the intervention and extended poststopping phases of the Women's Health's Initiative randomized trials/2013/JAMA
8. Glycemic effects of postmenopausal hormone therapy: the Heart and Estrogen/progestin Replacement Study/2003/Annals of Internal Medicine
9. Hormone therapy for the primary prevention of chronic conditions in postmenopausal women. Evidence report and systematic review for the US preventive services task force/2017/JAMA
10. Meta-analysis: effect of hormone-replacement therapy on components of the metabolic syndrome in postmenopausal women/2006/Diabetes, Obesity and Metabolism
11. NAMS Position Statement. The 2022 hormone therapy position statement of The North American Menopause Society/2022/Menopause

第 15 章

1. 111年國人死因統計結果/2023/衛生福利部：https://tinyurl.com/32x9n6nm
2. Menopause-associated risk of cardiovascular disease/2022/Endocrine Connections
3. Cardiovascular health after menopause transition, pregnancy disorders, and other gynaecologic conditions: a consensus document from European cardiologists, gynaecologists, and endocrinologists/2021/European Heart Journal
4. Increased cardiovascular mortality risk in women discontinuing postmenopausal hormone therapy/2015/JCEM
5. The mortality toll of estrogen avoidance: An analysis of excess

deaths among hysterectomized women aged 50-59 years/2013/American Journal of Public Health
6. Climacteric commentaries. Mortality toll due to avoiding estrogen therapy in hysterectomized women: estimates for 2002-2011/2013/Climacteric

第 16 章

1. Letter to Editor: Our concerns about HRT not having a priority as a treatment for osteoporosis in the NOGG guidelines/2022/Osteoporosis International
2. Effects of estrogen plus progestin on risk of fracture and bone mineral density: the Women's Health Initiative randomized trial/2003/JAMA
3. The role of medications in successful aging/2021/Climacteric
4. Hip fracture in postmenopausal women after cessation of hormone therapy: results from a prospective study in a large health management organization/2011/Menopause
5. Trend in incidence of osteoporosis-related fractures among 40-69-year-old women: analysis of a large insurance claims database, 2000-2005/2009/Menopause

第 17 章

1. The increasing burden of depression/2011/Neuropsychiatric disease and treatment
2. Efficacy of transdermal estradiol and micronized progesterone in the prevention of depressive symptoms in the menopause transition. A Randomized Clinical Trial/2018/JAMA Psychiatry
3. Efficacy of estradiol for the treatment of depressive disorders in

perimenopausal women. A double-blind, randomized, placebo-controlled trial/2001/JAMA Psychiatry
4. Effects of estradiol withdrawal on mood in women with past perimenopausal depression. A Randomized Clinical Trial/2015/JAMA Psychiatry
5. Depression, estrogen, and the Women's Health Initiative/2004/Psychosomatics
6. NAMS Position Statement. The 2022 hormone therapy position statement of The North American Menopause Society/2022/Menopause
7. The prevalence of depression symptoms and influencing factors among perimenopausal and postmenopausal women/2010/Menopause
8. Why depression in women is so misunderstood/2022/Nature. https://tinyurl.com/4x75wunr
9. Gender disparity in the funding of diseases by the U.S. National Institutes of Health/2021/Journal of Women's Health
10. Estrogen-A key neurosteroid in the understanding and treatment of mental illness in women/2023/Psychiatry Research
11. Why so many women in middle age are on antidepressants/2022/The Wall Street Journal. https://tinyurl.com/2cnm4j2u

第 18 章

1. Estrogen hormone is an essential sex factor inhibiting inflammation and immune response in COVID-19/2022/Scientific Reports
2. Effect of menopausal hormone therapy on COVID-19 severe outcomes in women-A population-based study of the US National COVID Cohort Collaborative (N3C) data/2023/Maturitas

3. Sex hormones and immune system: Menopausal hormone therapy in the context of COVID-19 pandemic/2022/Frontiers in Immunology
4. Association between pharmaceutical modulation of oestrogen in postmenopausal women in Sweden and death due to COVID-19: a cohort study/2022/BMJ Open
5. Mortality in COVID-19 among women on hormone replacement therapy: a retrospective cohort study/2022/Family Practice
6. Evidence for the treatment with estradiol for women with SARS-CoV-2 infection/2020/BMC Medicine
7. Biofunctional roles of estrogen in coronavirus disease 2019: Beyond a steroid hormone/2022/Frontiers in Pharmacology
8. Autoimmune disease in women: endocrine transition and risk across the lifespan/2019/Frontiers in Endocrinology
9. 全民健康保險重大傷病各疾病別有效領證統計表（111年11月）
10. Sex steroids and autoimmune rheumatic diseases: state of the art/2020/Nature Reviews Rheumatology
11. The impact of menopause on functional status in women with rheumatoid arthritis/2018/Rheumatology
12. Postmenopausal hormone therapy and the risk of rheumatoid arthritis: results from the Swedish EIRA population-based case-control study/2015/European Journal of Epidemiology
13. Association of Sjogren's syndrome with reduced lifetime sex hormone exposure: A case-control study/2019/Arthritis Care & Research. (Estrogen protects against Sjogren's. https://tinyurl.com/yryja7pa)
14. Impact of sex differences on the clinical presentation, pathogenesis, treatment and prognosis of Sjögren's syndrome/2023/Immunology

第 19 章

1. Symptoms of menopause-global prevalence, physiology and implications/2018/Nature Reviews Endocrinology
2. Hormone replacement therapy is associated with improved cognition and larger brain volumes in at-risk APOE4 women: results from the European Prevention of Alzheimer's Disease (EPAD) cohort/2023/Alzheimer's Research & Therapy
3. 「2025年進入超高齡社會，國發會：臺灣老化程度稍增」https://tinyurl.com/2zasu6r2
4. 「中華民國人口推估（2022年至2070年）」/2022年8月/國家發展委員會
5. 「危機在後頭，國發會：2052年臺灣老年占比高於主要國家」https://tinyurl.com/w6nm8sdf
6. 「臺灣失智症人口推估」/2022/臺灣失智症協會 https://tinyurl.com/yzxxxt5v
7. The burden of health care costs for patients with dementia in the last 5 years of life/2015/Annals of Internal Medicine
8. 「21世紀最昂貴的疾病『失智症』如何拖垮全家人？」/2019/https://tinyurl.com/5ejxak8p
9. 「一名失智患者的照護成本高達千萬，我們準備好了嗎？」關鍵評論.https://tinyurl.com/mv7v2nsp
10. World Alzheimer Report 2021.https://tinyurl.com/2he92m39
11. 111年國人死因統計結果/2023/衛生福利部.https://tinyurl.com/32x9n6nm
12. Perimenopause as a neurological transition state/2015/Nature Reviews Endocrinology
13. Lower death risk for vascular dementia than for Alzheimer's disease with postmenopausal hormone therapy users/2017/JCEM

14. 臺灣勞動人口老化速度世界最快！人才缺口持續擴大，各產業招募面臨挑戰。2023年11月.https://tinyurl.com/mrxjaxbe

第 20 章

1. Evidence-based assessment of the impact of the WHI on women's health/2012/Climacteric
2. Stopping hormone replacement therapy:were women ill advised?/2011/Menopause Int.
3. The 2022 hormone therapy position statement of The North American Menopause Society: no news is good news/2022/The Lancet Diabetes and Endocrinology
4. NAMS Position Statement. The 2022 hormone therapy position statement of The North American Menopause Society/2022/Menopause
5. Sexual function and factors affecting menopause: A systematic Review/2019/Journal of Menopausal Medicine
6. Sexual dysfunction in Chinese women at different reproductive stages and the positive effect of hormone replacement therapy in the early postmenopause/2021/The European Journal of contraception & Reproductive health care
7. Menopause is associated with self-reported poor sleep quality in women without vasomotor symptoms/2014/Menopause
8. WHOQOL: Measuring Quality of Life.https://tinyurl.com/3c586j87

第 21 章

1. Hormone replacement therapy and prevention of chronic conditions/2019/Climacteric
2. Women's Health Initiative and rate of hormone use: a study that

impacted a whole generation/2018/Menopause
3. Menopause-a new beginning/2018/Climacteric
4. Why hormone replacement therapy may be safer than you think/2017/Time Magazine. https://tinyurl.com/35nfbcpr
5. Menopause management-getting clinical care back on track/2016/NEJM
6. NAMS Symposium Report. NAMS 2021 Utian translational science symposium. September 2021, Washington, DC. Charting the path to health in midlife and beyond: the biology and practice of wellness.
7. Aging, the menopausal transition, and hormone replenishment therapy:retrieval of confidence and compliance/2019/Annals of the New York Academy of Sciences
8. Bad is stronger than good/2001/Review of General Psychology

VH00087

別怕荷爾蒙，妳抗衰防病的關鍵
全面解析更年期症狀、心血管健康、失智症、骨質疏鬆、心理健康、乳癌迷思

作　　　者 ── 吳佳鴻
主編暨企劃 ── 葉蘭芳
封 面 設 計 ── FE設計葉馥儀
內 頁 插 畫 ── Littse
內 頁 設 計 ── 張靜怡

董 事　　長 ── 趙政岷
出　 版　 者 ── 時報文化出版企業股份有限公司
　　　　　　　108019 臺北市和平西路三段240號3樓
　　　　　　　發行專線 ──(02) 2306-6842
　　　　　　　讀者服務專線 ── 0800-231-705・(02) 2304-7103
　　　　　　　讀者服務傳真 ──(02) 2304-6858
　　　　　　　郵撥 ── 19344724 時報文化出版公司
　　　　　　　信箱 ── 10899 臺北華江橋郵局第99信箱
時報悅讀網 ── http://www.readingtimes.com.tw
法 律 顧 問 ── 理律法律事務所　陳長文律師、李念祖律師
印　　　刷 ── 勤達印刷有限公司
初 版 一 刷 ── 2025年3月7日
初 版 三 刷 ── 2025年9月18日
定　　　價 ── 新臺幣420元
（缺頁或破損的書，請寄回更換）

時報文化出版公司成立於一九七五年，
一九九九年股票上櫃公開發行，二〇〇八年脫離中時集團非屬旺中，
以「尊重智慧與創意的文化事業」為信念。

別怕荷爾蒙，妳抗衰防病的關鍵：全面解析更年期症狀、心血管健康、失智症、骨質疏鬆、心理健康、乳癌迷思／吳佳鴻著.
-- 初版. -- 臺北市：時報文化出版企業股份有限公司, 2025.02
352 面；14.8×21 公分.
ISBN 978-626-396-108-1（平裝）

1.CST：激素　2.CST：婦女健康
3.CST：保健常識

417.1　　　　　　　　　　　　　　113004124

ISBN 978-626-396-108-1
Printed in Taiwan